《临床药学监护》丛书

国家卫生健康委医院管理研究所药事管理研究部
国家医院药事管理质量控制中心 组织编写

吴永佩 颜青 高申 总主编

儿童肾病综合征药物治疗的药学监护

主 编 姜 玲
副主编 杨春芳
编 者 (以姓氏笔画为序)

方玉婷 中国科学技术大学附属第一
医院(安徽省立医院)

卢 毅 厦门大学附属中山医院

朱鹏里 中国科学技术大学附属第一
医院(安徽省立医院)

孙 静 安徽医科大学第三附属医院
(合肥市第一人民集团医院)

杨 贝 银川市第一人民医院

杨春芳 中国科学技术大学附属第一
医院(安徽省立医院)

吴 凡 云南省阜外心血管病医院

吴运莉 贵阳市第一人民医院

张 利 芜湖市第一人民医院

张 春 阜阳市人民医院

姜 玲 中国科学技术大学附属第
一医院(安徽省立医院)

钱 文 淮北市人民医院

梁思雯 安徽省第二人民医院

人民卫生出版社

·北 京·

版权所有，侵权必究！

图书在版编目（CIP）数据

儿童肾病综合征药物治疗的药学监护 / 姜玲主编 . —北京：人民卫生出版社，2020.12

（《临床药学监护》丛书）

ISBN 978-7-117-30440-5

Ⅰ.①儿…　Ⅱ.①姜…　Ⅲ.①小儿疾病 - 肾病综合征 - 临床药学　Ⅳ.①R726.92

中国版本图书馆 CIP 数据核字（2020）第 166580 号

人卫智网　www.ipmph.com	医学教育、学术、考试、健康，购书智慧智能综合服务平台	
人卫官网　www.pmph.com	人卫官方资讯发布平台	

《临床药学监护》丛书

儿童肾病综合征药物治疗的药学监护
Ertong Shenbing Zonghezheng Yaowu Zhiliao de Yaoxue Jianhu

主　　编：姜　玲
出版发行：人民卫生出版社（中继线 010-59780011）
地　　址：北京市朝阳区潘家园南里 19 号
邮　　编：100021
E - mail：pmph @ pmph.com
购书热线：010-59787592　010-59787584　010-65264830
印　　刷：三河市博文印刷有限公司
经　　销：新华书店
开　　本：710×1000　1/16　印张：5
字　　数：84 千字
版　　次：2020 年 12 月第 1 版
印　　次：2020 年 12 月第 1 次印刷
标准书号：ISBN 978-7-117-30440-5
定　　价：25.00 元

打击盗版举报电话：**010-59787491**　**E-mail：WQ @ pmph.com**
质量问题联系电话：010-59787234　**E-mail：zhiliang @ pmph.com**

《临床药学监护》丛书
编 委 会

总 主 编　吴永佩　颜 青　高 申

副总主编　缪丽燕　王长连

编 委 会 （以姓氏笔画为序）：

丁 新	卜一珊	万自芬	王建华
卢晓阳	包明晶	冯 欣	齐晓涟
闫峻峰	劳海燕	苏乐群	杜 光
李 妍	李喜西	李智平	杨 敏
杨婉花	张 峻	张 健	张毕奎
陆 进	陆方林	陈 英	林英忠
罗 莉	胡 欣	姜 玲	高红梅
游一中	谢 娟	裘云庆	翟晓文
樊碧发			

《临床药学监护》丛书
分 册 目 录

丛 书 序

第二次世界大战后，欧美各国现代经济和制药工业迅速发展，大量新药被开发、生产并应用于临床。随着药品品种和药品临床使用量的增加，不合理用药现象也逐趋加重，严重的药物毒副作用和过敏反应也不断增多，患者用药风险增加。同时，人类面临的疾病负担愈加严峻，慢性病及其他疾病的药物应用问题更加复杂，合理用药成为人类共同关心的重大民生问题。为充分发挥临床药师在药物治疗和药事管理中的专业技术作用，提升药物治疗水平，促进药物安全、有效、经济、适当的合理使用，西方国家于20世纪中叶前后在高等医药院校设置6年制临床药学专业Pharm D.课程教育，培养临床型药学专业技术人才。同期，在医院建设临床药师制度，建立药师与医师、护士合作共同参加临床药物治疗，共同为患者临床药物治疗负责，共同防范医疗风险，提高医疗工作质量，保障患者健康的优良工作模式，这在西方国家已成为临床药物治疗常规，并得到社会和医药护理学界的共识。

1997年我们受卫生部委托起草《医疗机构药事管理暂行规定》，经对国内外医院药学技术服务情况调研分析，提出了我国"医院药学部门工作应该转型""药师观念与职责必须转变"和医院药学专业技术服务扩展发展方向，并向卫生部和教育部提出三点具体建议：一是高等医药院校设置临床药学专业教学，培养临床应用型药学专业技术人才；二是在医院建立临床药师制，药师要直接参与临床药物治疗，促进合理用药；三是为提高成品输液质量、保障患者用药安全和保护护理人员免受职业暴露，建议对静脉输液实行由药学部门管理、药学人员负责的集中统一调配与供应模式。卫生部接受了此建议，在2002年1月卫生部公布《医疗机构药事管理暂行规定》，首次规定要在医院"逐步建立临床药师制"。为此，在2005年和2007年卫生部先后启动"临床药师培训基地"和"临床药师制"建设两项试点工作，并于2009年和2010年作了总结，取得了很大的成功，目前临床药师岗位培训制度和临床药师制建设已日趋规范化和常态化。随着临床药学学科的发展和临床药师制体系建设的深化，临床药师队伍迅速成长，专业技术作用逐渐明显，但临床药师普遍深感临床药学专业系统知识的不足，临床用药实践技能的不足。为提升临床药师参加临床药物治疗工作的药学监护能力，我们邀请临床药学专家和临床药师以及临床医学专家共同编写了《临床药学监护》丛书。本丛书将临床药物治疗学理论与药物治疗监护实践相结合，反映各分册临床疾病药物治疗的最新进展，以帮助临床药师在药物治疗实践活动中实施药学监护措施，提升运用临床药学专业知识解决临床用药中实际问题的能力。本丛书主要内容为依据不同疾病的药物治疗方案，设计药学监护措施，明确药学监护重点：对药物治疗方案的评价与正确实施；遴选药品的适宜性和随着疾病治疗的进展调整药物治疗意见；对药物治疗效果的评价；监测与杜绝用药错误；监测与防范药品不良反应；对患者进行用药教育等。

《临床药学监护》丛书的编写与出版，体现了国内外临床药物治疗学和临床实践活动最新发展趋势，反映了国际上临床药学领域的新的药学监护技术。本丛书可满足广大医疗机构药师学习、实践工作的需要，也可作为医疗机构医护人员和高等医药院校学员的参考用书，但撰写一部系统的《临床药学监护》丛书我们尚缺乏经验，不足之处在所难免，希望临床药师和广大读者批评指正，为再版的修订与完善提供条件。

我们衷心感谢为本丛书编写和出版付出辛勤劳动的专家、临床药师和相关人员并向其致以崇高的敬意！

吴永佩　颜　青　高　申

2018 年 3 月

前　言

随着临床药学的不断发展，人们对药物治疗的认识不断深化，临床药师在药物治疗工作中的地位不断凸显。目前，临床药师围绕药物治疗的各个环节积极开展工作，内容广泛，如参与查房、会诊、病例讨论、药物治疗方案设计和药物遴选；用药医嘱审核、处方点评和药物治疗评价；药学监护和患者用药教育；严重不良反应、药品疗效和个体化药物治疗监测等。如何在日常工作中形成统一、有序、相对比较规范的临床药师药学监护模式，是临床药师需要探索的问题。

本书以儿童肾病综合征为范例，阐述临床药师如何对该病种进行合理的药物治疗和有效的药学监护。全书的编写遵循现代药物治疗学的基本原则，结合临床药师工作的专业特点，强调科学性、规范性、实用性和指导性的有机统一，重点放在如何开展药学监护、用药教育方面。作者期望本书对临床药师参与临床实践工作有所帮助，有利于提升广大临床药师的专业技术技能和参与药物治疗实践的能力，有利于临床药师实践工作的规范化，有利于提高药物治疗水平和治疗质量。

本书首先介绍了儿童肾病综合征的定义、病因与发病机制、临床表现与诊断及并发症的特点，全面概述了儿童肾病综合征的疾病特征，明确了儿童肾病综合征的基本治疗方案及并发症的处理方式，探讨了临床药师如何根据每个药物的药理学、药动学、生物制剂学和药剂学的性质，结合具体疾病的特点，设计药学监护工作方案。本书强调药学监护的重点是如何对药物治疗方案进行评价；如何确保药物治疗方案的正确实施；如何对药物治疗方案实施的效果进行评价；如何对治疗中可能出现的药物不良反应和药物相互作用进行监测；如何与医护人员进行药物遴选与用药方法的沟通；如何对患儿及其家属进行用药教育；提出相应的药学监护要点等。

　　本书由儿科临床医师、临床药师共同编写，较全面地阐述了儿童肾病综合征的药物治疗问题及监护要点，具有较强的实用性和指导意义。由于作者知识和编写经验有限，如有不当之处，恳请广大读者批评指正。

姜　玲　杨春芳

2020 年 10 月

目　　录

缩略语注释

ACEI	血管紧张素转换酶抑制药
ACTH	促肾上腺皮质激素
ARB	血管紧张素受体阻滞药
CaN	钙调磷酸酶
CHL	苯丁酸氮芥
CsA	环孢素
CTX	环磷酰胺
CYP	细胞色素 P450 同工酶
DNA	脱氧核糖核酸
DVT	深静脉血栓形成
EDRF	内皮细胞源性血管舒张因子
Tac	他克莫司
FRNS	频复发肾病综合征
GC	糖皮质激素
GMP	鸟苷—磷酸
GR	糖皮质激素受体
Hb	血红蛋白
HPA	下丘脑 - 垂体 - 肾上腺轴
IMP	肌苷酸
MCNS	微小病变型肾病
MMF	吗替麦考酚酯
MZR	咪唑立宾

NS	肾病综合征
PNS	原发性肾病综合征
RNS	难治性肾病综合征
RTX	利妥昔单抗
RVT	肾静脉血栓形成
SDNS	激素依赖型肾病综合征
SRNS	激素耐药型肾病综合征
SSNS	激素敏感型肾病综合征

第一章 儿童肾病综合征概述

第一节 概　　述

一、定　　义

肾病综合征（nephrotic syndrome，NS）是由多种原因引起的肾小球滤过膜对血浆蛋白的通透性增高，导致大量血浆蛋白从尿中丢失从而出现以大量蛋白尿和低蛋白血症为特征表现的临床综合征。临床表现具有以下四大特点：①大量蛋白尿；②低蛋白血症；③高脂血症；④水肿。NS按病因和年龄可分为三大类：先天性肾病综合征、原发性肾病综合征、继发性肾病综合征。其中，原发性肾病综合征又可分为单纯性和肾炎性2种类型。单纯性肾病综合征患者无血尿，大多血压、肾功能正常，部分患者可出现短暂的镜下血尿、一过性高血压及因血容量减少出现短暂的氮质血症。肾炎性肾病综合征患者可见血尿、轻度高血压和氮质血症。病程久或反复复发、频繁复发的患者会出现多种并发症，如感染、生长发育延迟及各种代谢紊乱。临床表现具备肾病综合征的四大特征的患者即可诊断，其中以大量蛋白尿和低蛋白血症为必备条件。肾炎性肾病综合征的诊断除满足上述条件外，还应具备下述4项中的1项或多项：①尿检红细胞超过10个/高倍镜视野（2周内3次以上离心尿检查）；②反复高血压，学龄儿童超过130/90mmHg，学龄前儿童超过120/80mmHg，并除外糖皮质激素所致；③持续性氮质血症，并除外血容量不足所致；④血总补体或补体C3反复降低。不具备以上条件者为单纯性肾病综合征。原发性肾病综合征的诊断还需要除外继发于全身性疾病的继发性肾病综合征，如各种感染后肾炎、乙型肝炎病毒相关性肾炎、狼疮肾炎、紫癜性肾炎等。本书主要介绍原发性肾病综合征（primary nephrotic syndrome，PNS）。

二、病因与发病机制

PNS的病因与发病机制目前尚不明确。目前普遍认为免疫机制是肾病综合征的重要致病机制,细胞免疫、体液免疫、固有免疫细胞、足细胞、免疫反应形成的细胞因子网络参与PNS的发生与发展过程。近年来,研究发现人类白细胞抗原与PNS的关系十分复杂,推测遗传免疫也参与PNS的发生与发展。

大量的动物实验及对肾病综合征患者的研究发现,肾小球毛细血管壁结构或电化学的改变可导致蛋白尿。肾小球滤过膜仅阴离子丢失可导致静电屏障破坏,从而使大量带负电荷的中分子的血浆白蛋白滤出,形成高度选择性蛋白尿。当肾小球滤过膜分子屏障发生破坏时,多种大、中分子的蛋白从尿中丢失,形成非选择性蛋白尿。肾脏病理证实,非微小病变型PNS患者的肾小球可见免疫球蛋白及补体成分沉积,认为上述局部免疫复合物损伤滤过膜正常屏障导致蛋白尿的发生,而微小病变型PNS的肾小球未见免疫复合物沉积,认为肾小球滤过膜静电屏障损伤的原因和细胞免疫异常有关。

三、病理类型与生理改变

(一)病理类型

儿童原发性肾病综合征可呈多种病理类型改变,包括微小病变型肾病综合征(MCNS)、非微小病变型肾病综合征,其中后者具体又包括局灶性节段性肾小球硬化症(FSGS)、系膜增生性肾小球肾炎(MsPGN)、膜增生性肾小球肾炎(MPGN)、膜性肾病(MN)。成人肾病综合征病理类型以膜性肾病最多,与成人不同的是,儿童肾病综合征以微小病变为主。有研究表明,肾病综合征的病理与患儿来源(即属非选择性病例或诊治困难的转诊病例)以及肾穿刺指征等因素也有一定的相关性。在非选择性病例中以微小病变型为主(约占76.4%),但转诊病例中由于多数是激素耐药型肾病综合征或多次反复的难治病例,故微小病变型所占的比例下降,而非微小病变型增多。如表1-1和表1-2所示。

表1-1　不同年龄人群肾病综合征的病理类型占比

人群	肾病综合征不同病理类型的占比 /%					
	微小病变型肾病	膜性肾病	局灶性节段性肾小球硬化症	系膜增生性肾小球肾炎	淀粉样变性	其他
小儿	76	7	8	4	0	5
成人	20	40	15	7	10	8

表 1-2 不同来源肾病综合征患儿的病理类型占比

来源	肾病综合征不同病理类型的占比 /%					
	微小病变型肾病	局灶性节段性肾小球硬化症	膜增生性肾小球肾炎	系膜增生性肾小球肾炎	膜性肾病	其他
非选择性病例（521 例）	76. 4	6. 9	7. 5	2. 3	1. 5	5. 4
转诊病例（521 例）	41. 0	17. 0	16. 0	12. 0	9. 0	5. 0

不同病理类型表现的临床特点有所不同，微小病变型患者常表现为单纯性，对糖皮质激素不敏感的非微小病变型患者多表现为肾炎性，对激素常不敏感，各种病理类型的临床特点见表 1-3。不同的临床特点有助于对病理类型的估测，但临床和病理分类间的相关性是相对的，且常有交叉和重叠，故不能互相替代。不同病理类型的治疗方案可能不同，尤其对频复发、激素依赖型及激素耐药型肾病综合征的患者建议行肾活组织检查以确定病理诊断，从而制定针对性强的个体化治疗方案。如对 FSGS 可采用 Mendoza 治疗方案。有相似肾脏疾病家族史、3 个月以内起病和激素耐药的患者建议基因筛查，以明确有无遗传学异常。

（二）生理改变

1. 大量蛋白尿 大量蛋白尿是导致肾病综合征患儿低蛋白血症、高胆固醇血症、水肿的根本原因。由于肾小球滤过膜受免疫或其他因素的损伤，电荷屏障和 / 或分子筛的屏障作用减弱，血浆蛋白大量漏入尿中。微小病变型肾病主要是电荷屏障减弱或消失，使带负电荷的白蛋白大量漏入肾小囊，形成选择性蛋白尿；而非微小病变型肾病分子筛也常受损，故不同分子量的血浆蛋白均可漏出，导致非选择性蛋白尿。近年还注意到尚有其他蛋白成分的丢失，如多种含微量元素的载体蛋白（如转铁蛋白丢失致小细胞低色素性贫血、锌结合蛋白丢失致体内锌不足）、多种激素的结合蛋白（如 25- 羟基骨化醇结合蛋白由尿中丢失致钙代谢紊乱）、免疫球蛋白（IgG、IgA 的丢失致抗感染能力下降）、抗凝血酶Ⅲ（易致高凝状态及血栓形成）等。

表 1-3 各种病理类型的临床特点

病理类型	好发年龄	男、女比例	血尿/%	高血压/%	血清肌酐升高/%	血清补体C3	激素初治敏感/%	对环磷酰胺的反应	预后	肾移植复发
微小病变型肾病	1~6岁	2:1	13	9	4	正常	93	好	很好	无
局灶性节段性肾小球硬化症	各年龄组	3:2	肉眼少见 镜下66	10	10	正常	25	差或尚可	15年病死率为30%	有
膜增生性肾小球肾炎	6~16岁	1:1	肉眼20 镜下68	25	25	下降者68%	差(可引起并发症)	差	10年病死率为50%	有
膜性肾病	1~14岁	3:1	肉眼20 镜下70	6	4	正常	差	差	尚可	少见

2. 低蛋白血症　大量血浆白蛋白自尿中丢失是低白蛋白血症的主要原因，蛋白质分解的增加为次要原因。低白蛋白血症是病理生理改变中的关键环节，对机体内环境（尤其是渗透压和血容量）的稳定及多种物质的代谢可产生多个方面的影响。当血白蛋白低于 25g/L 时可出现水肿，同时因血容量缩小，在并发大量体液丢失时极易诱发低血容量性休克。此外，低白蛋白血症还会影响脂类代谢。

3. 高胆固醇血症　可能由于低白蛋白血症致肝脏代偿性白蛋白合成增加，有些脂蛋白与白蛋白经共同合成途径而合成增加，再加以脂蛋白脂肪酶活力下降等因素而出现高脂血症。一般，血浆白蛋白 < 30g/L 时会出现血胆固醇增高，如果白蛋白进一步降低，则甘油三酯也会增高。

4. 水肿　关于肾病综合征患者的水肿机制目前尚未完全明确。传统理论认为，由于血浆白蛋白下降，一方面导致血浆胶体渗透压降低，血浆中的水分由血管内转入组织间隙直接形成水肿；另一方面又导致血容量下降，通过容量和压力感受器使体内的神经体液因子发生变化（如抗利尿激素、醛固酮、利钠因子等），引起水钠潴留而导致全身性水肿。除上述传统理论外，近年提出原发的肾性水钠潴留也是形成水肿的原因之一，但其机制尚不清楚。因此，肾病综合征的水肿可能是上述诸多因素共同作用的结果，而且在不同的患儿中，病期可能有所不同。

四、临 床 表 现

1. 儿童肾病综合征可无明显诱因，多数起病隐匿，有的患者可发生在上呼吸道感染、肠炎、皮肤感染之后，有病毒或细菌感染病史。

2. 该疾病可发生于婴幼儿期、学龄前期及学龄期，其中单纯性肾病（或微小病变型肾病）多在 2~5 岁发病。男、女比例为 3：1~4：1。

3. 水肿是肾病综合征最常见的临床表现。一般开始于眼睑，然后发展到颜面，后逐渐遍及全身。水肿呈凹陷性，严重者出现浆膜腔积液如胸腔积液和腹水，男孩常见阴囊水肿。水肿严重时多伴有尿量减少。

4. 蛋白质缺乏型营养不良。患儿可因长期蛋白质丢失而出现蛋白质缺乏型营养不良的症状，如患者表现为面色苍白、皮肤干燥、毛发干枯萎黄、指（趾）甲出现白色横纹、耳壳及鼻软骨薄弱等。患儿精神萎靡、倦怠无力、食欲减退，有时可发生腹泻（可能与肠黏膜水肿伴 / 不伴感染有关）。病期久或反复发作者发育迟缓。

5. 尿液改变。常伴有尿量减少、尿色加深，无并发症者无肉眼血尿，约15% 的病例在病初有短暂的镜下血尿。

6. 血压。大多数患者的血压正常，但约 15% 的病例有一过性血压轻度升高。

五、并发症与治疗注意事项

(一)感染

肾病综合征患儿的免疫球蛋白自尿液中丢失，加上合成减少而分解代谢增加，导致体液免疫功能低下；其次，蛋白质缺乏型营养不良、水肿致局部循环不良；加之患儿常使用糖皮质激素和 / 或免疫抑制剂治疗，这些都使患儿极易发生各种感染。感染也是肾病综合征患儿病情反复或加重的诱因，并且影响激素的疗效。

肾病综合征患儿常见呼吸道、皮肤、泌尿道感染及原发性腹膜炎。细菌感染多见肺炎链球菌，也可见其他革兰氏阳性球菌及大肠埃希菌感染。一般不主张预防性应用抗生素，以免引起菌群失调和耐药菌株繁殖，但如果确定发生感染应及时并积极针对病原菌治疗。病毒感染也不容忽视，呼吸道合胞病毒、腺病毒、流感病毒、副流感病毒、水痘 - 带状疱疹病毒、麻疹病毒、腮腺炎病毒、巨细胞病毒都可能是肾病综合征患儿感染的病原，尤其是接受糖皮质激素和免疫抑制剂治疗的过程中，并发水痘 - 带状疱疹、麻疹时病情较一般患儿重，因此对有上述疾病接触史者应预防性注射免疫球蛋白，对患病者应暂时减少激素及免疫抑制剂的用量，同时积极针对病原进行治疗，并补充免疫球蛋白进行支持治疗。

对结核分枝杆菌感染和播散也应该高度重视，激素和免疫抑制剂治疗前及治疗中应常规对结核分枝杆菌感染进行检查与监测。

(二)高凝状态和血栓栓塞并发症

肾病综合征患儿存在高凝状态是由于以下原因：①肝脏合成凝血因子增多，纤维蛋白原增多，凝血因子Ⅱ、Ⅴ、Ⅶ、Ⅷ和Ⅹ增加；②血浆抗凝物质浓度降低，抗凝血酶Ⅲ从尿中丢失过多；③血小板数量增加，黏附性及聚集力增加；④血浆纤溶酶活性下降；⑤高脂血症血液黏度增高；⑥过多应用利尿药使血液浓缩；⑦感染时血管内皮损伤激活内源性凝血系统；⑧长期大剂量应用激素促进高凝状态。高凝状态易导致各种动静脉血栓形成，肾静脉血栓形成最为常见，表现为突发腰痛、出现血尿或血尿加重、少尿甚至发生肾衰竭。其他部位包括下肢动静脉、皮肤、阴囊、腹腔、肺、脑等部位血管发生栓塞并出现相应症状。有高凝状态或血栓形成的患儿应尽早使用抗凝血药和溶栓治疗。抗凝可选用肝素钠或低分子量肝素，2~4周为1个疗程，病情好转后改口服抗凝血药维持治疗。存在高脂血症的患儿可考虑使用他汀类调血脂药。

（三）电解质紊乱和低血容量

肾病综合征患儿可因不恰当限盐、过多使用利尿药以及感染、进食减少、呕吐和腹泻等易导致低钠血症和低钾血症。同时由于肾病综合征患儿的血浆白蛋白显著降低，血浆胶体渗透压下降，血管内的液体进入组织间隙而出现有效血容量不足，当出现较急剧的体液丢失（呕吐、腹泻、过度利尿等）时即可出现低血容量症状，如直立性低血压、肾前性氮质血症，甚至低血容量性休克。治疗过程中对高度水肿和/或少尿的患儿适当限水限盐，不宜长期大量应用利尿药或骤然大量利尿。当大量利尿或腹泻、呕吐失盐时应适当补充液体和电解质。

（四）急性肾衰竭

肾病综合征病程中偶可发生急性肾功能减退，常见以下原因：①低血容量、不恰当的大量利尿导致肾血液灌注不足，出现肾前性氮质血症，甚至肾小管坏死；②严重的肾间质水肿或大量蛋白尿管型堵塞肾小管导致肾小球滤过率下降；③肾静脉血栓形成；④药物引起间质性肾炎，如合成青霉素、呋塞米、非甾体抗炎药等。

（五）肾小管功能障碍

肾病综合征患儿由于尿中大量白蛋白的重吸收可导致近曲小管功能损害，同时肾小球基础疾病也可引起肾小管功能损害。临床可表现为糖尿、氨基酸尿，尿中失钾、失磷及肾浓缩功能不足等。病理组织学出现肾小管变性、坏死、纤维化，甚至肾小管局灶性节段性硬化的患儿对糖皮质激素治疗的反应差，远期预后差。

（六）肾上腺危象

肾病综合征患儿长期大量使用糖皮质激素可使下丘脑-垂体-肾上腺轴受到抑制。在治疗过程中如果突然停用激素或激素减量过快、过大，或出现严重感染、创伤等应激情况，受抑制的肾上腺皮质不能迅速分泌足够的糖皮质激素和盐皮质激素，同时未能补充足够的外源性激素，患儿可出现血压下降、脉搏细速、呼吸困难、皮肤湿冷，很快出现休克、昏迷，如不及时救治，极易导致患儿死亡。

（七）生长发育延迟

肾病综合征患儿生长发育延迟是重要的临床问题，多见于频复发和接受长时间大剂量糖皮质激素治疗的患儿，存在如下多种发病因素：①糖皮质激素对胰岛素样生长因子/生长激素轴的影响；②蛋白质缺乏型营养不良；③肾病综合征本身所致的肝脏和肾脏生长激素受体表达下降引发生长激素抵抗，糖皮质激素治疗加重生长激素抵抗；④肾病综合征患儿的甲状腺激素减低、促性腺激素减少等。治疗过程中尽量避免长期大剂量应用糖皮质激素，对频复发、激素依赖的患儿可加用免疫抑制剂，对明显生长发育延迟的患儿可使用生长激素治疗。

（八）高脂血症

高脂血症可随蛋白尿的消退及血浆白蛋白的回升而恢复正常。虽然存在患儿的低密度脂蛋白、胆固醇水平升高，但是高密度脂蛋白有时也会发生升高。发生这种情况，有的研究认为能增加心血管并发症的发生率，但也有的研究认为危险因素与保护因素同时存在，其对机体的影响无法确定。高血脂能增加血液黏稠度，进而导致血栓的发生，促进肾小球系膜细胞增殖及肾小球硬化。对于患有高脂血症的肾病综合征患儿，积极的饮食控制及药物防治仍有重要意义。

（九）甲状腺功能减退

肾病综合征状态时甲状腺激素（TH）的合成、分泌及临床检测指标的水平会发生显著变化。而甲状腺功能减退时体内的甲状腺激素水平持续降低会造成肾脏损害，对肾病综合征水肿、尿蛋白流失及血脂异常等方面也具有较大的影响，从而进一步加重肾病综合征的病情变化。在正常生理状态时血液循环中的总 T_3、总 T_4 大部分与血浆中的蛋白质结合，小部分以游离状态存在。与血浆中的蛋白质结合的总 T_3、总 T_4 不易从肾脏中滤过出来，而当肾病综合征状态时尿蛋白的流失增多，甲状腺激素也随尿蛋白的流失而流失，所以肾病综合征时易出现甲状腺功能减退。

肾病综合征患者甲状腺功能减退的原因可能包括以下几个方面：①肾病综合征状态时，肾小球基底膜的通透性增加，肾小球滤过屏障受到破坏，导致非选择性的蛋白质大量丢失，体内与甲状腺素结合的甲状腺结合蛋白也从尿液中丢失。甲状腺素的浓度降低引起下丘脑-垂体-甲状腺轴的反馈机制作用，从而刺激垂体分泌更多，促使甲状腺分泌更多的促甲状腺激素（TSH）来补充体内甲状腺素的不足。但因尿蛋白流失，甲状腺素也源源不断地从肾小球大量丢失,从而进一步造成血清 T_3、T_4 水平下降。②肾病综合征状态时,由于血浆胶体渗透压降低,胃肠道黏膜充血水肿,蛋白质摄入受到影响。③肾病综合征患者水钠潴留,限制含碘盐的摄入,导致碘的不足,从而使甲状腺素的合成原料不足,导致甲状腺素合成减少,所以血清甲状腺素浓度与尿蛋白的流失具有相关性。

鉴于外源性甲状腺素替代治疗窗狭小、不必要的治疗或过度替代治疗导致的潜在不良反应如蛋白质分解代谢增加、心房颤动和心绞痛,以及血液透析患者的潜在心血管病变风险增高,因此甲状腺素替代治疗一般只用于确诊为原发性甲状腺功能减退的慢性肾脏病患者。TSH 水平在正常范围内轻度升高($< 20IU/ml$),伴或不伴 T_3/T_4 水平降低的慢性肾脏病患者通常无须采取甲状腺素替代治疗措施。

(十)高血压

原发性肾病综合征的部分患儿在病程中可伴有高血压的症状。有研究认为,高血压通常出现在肾病综合征复发或大剂量激素治疗中,发病机制通常认为与水钠潴留、肾素 - 血管紧张素系统激活、交感神经系统活性升高相关。研究发现,高血压是原发性肾病综合征持续进展甚至发展到终末期肾病的独立危险因素。且长期控制不佳的高血压可造成继发缺血性肾损害,包括肾小球缺血性皱缩、硬化,肾小管萎缩,肾间质炎性细胞浸润及纤维化。近年来,有研究认为,肾小管间质病变较肾小球病变在高血压肾损害的进展中的意义更为重要,更能反映慢性肾衰竭的进展及预后。有研究发现,肾脏疾病部分患者的血压升高以夜间为主,考虑可能与交感神经过度兴奋及血管紧张素、肾素、醛固酮等水平异常升高有关。高血压肾损害可造成肾脏结构和功能的改变,早期无明显症状,容易被忽视。因此在临床上可考虑进行动态血压监测,以期早发现隐匿性高血压及夜间高血压,并注意随访和尽早干预,使用抗高血压药。

第二节 药物治疗的目的和意义

儿童肾病综合征患者的药物治疗目的是抗炎及免疫抑制治疗,从而减少或消除尿蛋白,同时重视保护肾功能,减少对儿童生长发育的影响,如有继发因素应积极针对继发因素进行治疗。对于排除继发因素的原发性肾病综合征,采用以肾上腺皮质激素为主的综合治疗,包括控制水肿、维持水与电解质平衡、预防和控制感染、营养支持等,以及预防并发症的发生。对频复发、激素依赖型和激素耐药型等难治性肾病综合征应积极进行肾穿刺,明确病理类型,根据病理类型选择治疗方案。肾病综合征的诱导期治疗目标是尽早获得完全缓解或部分缓解;维持期治疗目标是以最小的有效剂量维持疾病稳定,减少复发和尽量避免不良反应,保护肾功能。

第三节 药学监护的基本原则

一、药物治疗原则

因为肾病综合征患者的病程比较长,复发率比较高,病理变化也比较复杂,儿童在患病期间出现大量蛋白尿、低蛋白血症、高脂血症等问题,对于正处在成长阶段的患儿有着极为严重的影响,所以在肾病综合征的治疗中要注意共性、个性、综合性、经验性统一,进行全面、系统、规范、长期的治疗。治疗内容包括对症治疗、降尿蛋白治疗、防止疾病复发、防止肾脏病理慢性化发展与慢性并发症的治疗等。糖皮质激素或免疫抑制剂是肾病综合征的主要治疗药物,治疗过程中要按医嘱足疗程、规律服药,不得自行随意停药或更改药物剂量。如糖皮质激素是治疗儿童肾病综合征的最基本的药物,激素治疗的总疗程一般为 6~12 个月。对于频复发和激素依赖型肾病综合征患者,在激素减至 0.5mg/(kg·d)或接近肾病综合征复发的治疗剂量时,维持足够长的时间,然后再逐渐减量。未经医师或药师同意自行减量或突然停药易出现停药反应而导致病情反复,甚至发生危及生命的肾上腺皮质危象。

二、药物选择与制定治疗方案

糖皮质激素是治疗儿童肾病综合征的最基本的药物。对于频复发、激素依赖型和激素耐药型肾病综合征患者,排除禁忌后应积极行肾活检以明确病理类型,在病理检查的基础上制定合理的方案,选用适宜的免疫抑制剂。儿童肾病综合征的其他治疗包括控制水肿、维持水与电解质平衡、供给适量的营养、预防和控制并发感染,控制高脂血症、高凝状态,改善甲状腺功能等。

三、药物不良反应监测

药学监护应针对患者使用的药物对药物的常见不良反应进行有针对性

的评估。例如对于糖皮质激素的不良反应，药师应关注患者的血压、血糖、血脂、血电解质、钙磷代谢及蛋白质营养状况等，防止骨折，注意控制患儿的饮食，避免食欲亢奋而摄入过多的热量，引起肥胖过早或过度发生。肾病综合征的治疗中使用糖皮质激素、免疫抑制剂广泛抑制机体的免疫反应，在治疗原发病的同时可诱发其他各种感染或使已经有的感染加重扩散，故应监测原有感染治疗的疗效，及时评估并注意调整治疗方案，预防新的感染出现。注意皮肤软组织、泌尿道、呼吸道、消化道等暴露组织或开放腔道的清洁。

（杨春芳　梁思雯）

参 考 文 献

[1] 江载芳,申昆玲,沈颖等.诸福棠实用儿科学 [M].8 版.北京:人民卫生出版社,2015.

[2] 徐虹,丁洁,易著文.儿童肾脏病学[M].北京:人民卫生出版社,2018.

[3] 中华医学会儿科学分会肾脏学组.儿童激素敏感、复发/依赖肾病综合征诊治循证指南（2016)[J].中华儿科杂志,2017,55(10):729-734.

[4] 中华医学会儿科学分会肾脏学组.激素耐药型肾病综合征诊治循证指南(2016)[J].中华儿科杂志,2017,55(11):805-809.

[5] 夏正坤.儿童肾病知多少 [M].北京:人民卫生出版社,2018.

第二章　儿童肾病综合征的药物治疗

第一节　一般治疗及注意事项

（一）调整饮食

应采取低盐、高生物价的优质蛋白饮食。显著水肿和严重高血压时应短期限制水钠摄入，病情缓解后不必继续限盐。高度水肿和／或少尿患儿应适当限制水量，但大量利尿或腹泻、呕吐失盐时须适当补充盐和水分。肾病活动期时摄入过多的蛋白对提高血浆蛋白水平无帮助，大量血浆蛋白从肾小球滤过，增加肾小球滤出负荷，且有可能加速肾小球硬化，故每天摄盐 1~2g，以高生物价的动物蛋白（乳、鱼、蛋、禽、牛肉等）为宜。在应用糖皮质激素的过程中，患者的食欲大增，可因过度摄食引起体重剧增、过度肥胖，甚至出现肝大和脂肪肝，故应适当限制热量摄入。糖皮质激素治疗还可以引起钙磷代谢紊乱，建议每天给予维生素 D 400IU 及适量钙剂。

（二）预防感染

感染是肾病综合征最常见的并发症，如免疫球蛋白的丢失、补体的降低、免疫抑制剂的使用等均可导致感染的发生。感染也常是病情反复和／或加重的诱导因素和先导因素，并可影响激素的治疗，是导致患儿死亡的主要原因。

肾病综合征患儿长期应用糖皮质激素，特别须注意结核病的活动和播散。细菌性感染以肺炎球菌为主，近年来杆菌所致的感染有所增加。常见的有呼吸道感染、泌尿道感染、丹毒及原发性腹膜炎，一旦合并感染应积极治疗。一般不常规预防性使用抗感染药，因效果不可靠，又易引起耐药菌株增加和菌群失调。患儿也易受到病毒感染，应避免与水痘、麻疹等患儿接触，对有接触史者，激素和免疫抑制剂可暂时减量，并给予 γ- 球蛋白注射。

肾病患儿的院内感染也不容忽视，以呼吸道和泌尿道感染最多见，致病菌以条件致病菌为主。

（三）利尿

一般应用激素后的 7~14 天内多数患儿开始利尿消肿，可不用利尿药。但若患儿高度水肿、高血压、合并皮肤感染、激素不敏感需要使用利尿药。

利尿药作用于肾脏，增加溶质和水的排出，产生利尿作用。根据利尿作用部位，利尿药可分为 5 类：①袢利尿药为高效能利尿药，主要作用于髓袢升支粗段，抑制 $Na^+-K^+-2Cl^-$ 同向转运子，利尿作用强，如呋塞米；②噻嗪类及类噻嗪类利尿药为中效能利尿药，主要作用于远曲小管近端，抑制 Na^+-Cl^- 同向转运子，如氢氯噻嗪等；③保钾利尿药为低效能利尿药，主要作用于远曲小管远端和集合管，拮抗醛固酮受体或抑制 Na^+ 通道，减少 K^+ 排出，利尿作用弱，如螺内酯、氨苯蝶啶等；④碳酸酐酶抑制剂的利尿作用弱，主要作用于近曲小管，抑制碳酸酐酶活性，如乙酰唑胺；⑤渗透性利尿药也称为脱水药，主要作用于髓袢及肾小管其他部位，如甘露醇。

儿童肾病综合征患者初始可用氢氯噻嗪 1mg/kg，每天 2~3 次；使用 2 天内无效可加至 2mg/kg，并加用螺内酯，可以降低低血钾的发生率。如果治疗效果仍不理想，可用强利尿作用的袢利尿药如呋塞米或依他尼酸钠。若患儿对利尿药无效且血浆蛋白过低，可先扩容然后再利尿。低分子右旋糖酐可提高血浆胶体渗透压，增加血容量，减低血小板黏附性并抑制红细胞凝聚，降低血液黏稠度，降低周围循环阻力，改善微循环。该药物可使肾有效滤过压及肾小球滤过率增加，不会被肾小球吸收，其具有明显的利尿作用，且渗透性较好，能够有利于消除肾病综合征的水肿症状。使用本品 5~10ml/kg 可暂时改善低血容量，内加多巴胺（增加肾血流并排钠利尿）、酚妥拉明（扩血管），控制多巴胺的滴速为 $2~3μg/(kg \cdot min)$。静脉滴注结束后，静脉注射呋塞米 1~2mg/kg，重症水肿可连续使用 5~10 天。

仅当患儿的血白蛋白 < 15g/L，一般利尿药措施无效或伴低血容量时可静脉输注血白蛋白或血浆。近年来，有报道在疾病活动期输注白蛋白或血浆后，常于 24~48 小时内自尿液中排出，多次输注者对肾病的缓解及控制复发不利。输注中应注意暂时的血容量增大，偶致循环负荷加重。

利尿治疗中须注意尿中失钾及可能导致的低血容量，故不宜长期大量应用或突然大量利尿，需密切观察出入液量、体重变化及电解质情况。

（四）抗凝及纤溶药物治疗

肾病综合征患者由于纤维蛋白原增高，血浆中的凝血因子 V 和 Ⅷ 增加等原因，机体处于高凝状态，可能发生血栓栓塞并发症，其中以肾静脉血栓形成为临床最重视的并发症,需加抗凝血药和溶栓治疗,如肝素、双嘧达莫、尿激酶等。

（五）休息

除显著水肿或并发感染外,一般无须绝对卧床休息。病情缓解后运动量逐渐增加。运动量大小、时间长短应视各人的情况而定,一般以自己不感到劳累为宜。缓解 3~6 个月后可逐渐参加学习,但宜避免过劳。

第二节　糖皮质激素治疗

一、糖皮质激素类药物概述

糖皮质激素是肾上腺皮质激素的一种,主要由肾上腺皮质中层的束状带分泌,是临床上最为常用的类固醇激素,糖皮质激素的分泌受促肾上腺皮质激素释放激素（CRH）- 促肾上腺皮质激素（ACTH）- 皮质醇调节系统调节。称其为"糖皮质激素"是因为其最早为人们所认识是由于调节糖类代谢的作用。糖皮质激素具有调节糖、脂肪、蛋白质的生物合成和代谢的作用,还具有抗炎、抗毒素、抗休克及免疫抑制作用,其应用涉及临床多个专科。

正常人的糖皮质激素分泌具有昼夜节律性,即午夜 12 时血中的糖皮质激素含量最低,凌晨开始逐渐升高,至上午 8—10 时血液中的糖皮质激素含量最高。正常人每天分泌氢化可的松的量为 15~30mg,应激状态下氢化可的松的分泌量可达到正常状态下分泌的 10 倍左右。

糖皮质激素主要在肝脏代谢,代谢物大部分从尿排出。根据其生物半衰期的长短分为 3 类。短效（的松类）:生物半衰期为 8~12 小时,代表药物如可的松、氢化可的松（前者经过肝脏转化为后者才具有生物活性）;中效（尼松类）:生物半衰期为 12~36 小时,代表药物如泼尼松、泼尼松龙（前者经过肝脏转化为后者才具有生物活性）、甲泼尼龙;长效（米松类）:生物半衰期为 36~72 小时,如地塞米松、倍他米松。

（一）糖皮质激素的药理作用

1. 强大的抗炎作用　对感染性（有病原体）及非感染性（化学性、物理性或免疫反应）炎症的不同阶段都有明显的非特异性抑制作用。抗炎机制为①炎症早期:可以减轻充血、渗出,降低毛细血管通透性,抑制局部血管扩张,抑制白细胞浸润及吞噬,从而改善炎症局部的红、肿、热、痛症状;②炎症后期：抑制纤维细胞增殖及肉芽组织形成，从而防止组织粘连及瘢痕形成。糖皮质激素不具有抗菌作用，又可以抑制炎症后期组织损伤的修复，使用不当可致感染扩散、愈合延迟。

2. 免疫抑制作用　对免疫反应的多个环节均具有抑制作用，主要抑制巨噬细胞的吞噬功能、破坏淋巴细胞及抑制淋巴因子导致的炎症反应。小剂量主要抑制细胞免疫，大剂量主要抑制体液免疫。

3. 抗毒素作用　减轻细菌内毒素对机体的刺激反应，提高机体对有害刺激的应激能力，减轻细胞损伤，缓解毒血症状。

4. 抗休克作用　可用于治疗各种类型的休克，如感染性休克、心源性休克、过敏性休克。作用机制：①强大的抗炎及免疫抑制作用；②对溶酶体膜有稳定作用，可以防止蛋白水解酶释放；③解除血管痉挛，增强心肌收缩力。

5. 允许作用　糖皮质激素可以增强某些激素的作用，如糖皮质激素可以增强儿茶酚胺的收缩血管作用。

6. 血液与造血系统　糖皮质激素可以刺激骨髓造血功能，使血液中的中性粒细胞、红细胞、血小板、血红蛋白和纤维蛋白原数目增多；亦能促进血细胞的重新分布（从外周血向淋巴组织分布），使外周血淋巴细胞、嗜酸性粒细胞数目减少。

7. 中枢神经系统　提高中枢神经系统的兴奋性，可致兴奋、激动、欣快、失眠等；大剂量糖皮质激素有时可致儿童惊厥或癫痫样发作。

8. 物质代谢　①升高血糖：可促进糖异生并减少组织对葡萄糖的摄取及利用；②促进蛋白质分解：可促进骨、肌肉等肝外组织对蛋白质的分解，大剂量糖皮质激素还可抑制蛋白质的合成；③脂肪代谢：长期大剂量应用糖皮质激素可以促进皮下脂肪分解并重新分布，导致向心性肥胖；④电解质：弱盐皮质激素样作用，增加钠离子重吸收，促进钾离子排泄，抑制钙、磷的肠道吸收及在肾小管内的重吸收，长期大量使用可致高血钠、低血钾、低血钙。

9. 骨骼和骨骼肌　长期大剂量应用糖皮质激素易引起骨质疏松。

10. 消化系统　促进胃酸和胃蛋白酶分泌，大剂量应用可诱发或加重消化性溃疡。

（二）糖皮质激素的临床应用

1. 替代疗法　用于肾上腺次全切除术后、肾上腺皮质功能减退症（艾迪生病）、垂体功能减退症。

2. 自身免疫病与过敏性疾病

（1）自身免疫病：风湿热、风湿性及类风湿关节炎、风湿性心肌炎、系统性红斑狼疮、肾病综合征、重症肌无力、皮肌炎、硬皮病、自身免疫性溶血性贫血等。

（2）抑制异体器官移植术后产生的排斥反应。

（3）过敏性疾病：荨麻疹、花粉症（季节性变应性鼻炎）及其他过敏性鼻炎、血清病、血管神经性水肿、过敏性紫癜、过敏性休克等，用糖皮质激素可以迅速缓解症状。

（4）支气管哮喘：糖皮质激素是治疗哮喘的主要抗炎药，糖皮质激素吸入制剂作为治疗支气管哮喘的一线药物使用。吸入糖皮质激素具有用量小、作用快、局部抗炎、全身不良反应小等优点。

3. 急性严重感染　利用糖皮质激素的抗毒素、抗炎和抗休克作用，主要用于中毒性感染或伴有休克者，一般感染时不用，同时应加用足量有效的抗菌药控制感染，如中毒性肺炎、中毒性菌痢、暴发型流行性脑膜炎、败血症等。

4. 解除炎症症状、抑制瘢痕形成　糖皮质激素可以缓解一些急性炎症症状，早期应用可有效防止或减轻炎症后遗症，如瘢痕、组织粘连等，用于心包炎、胸膜炎、结核性脑膜炎和烧伤等。

5. 休克　糖皮质激素类可以用于各种类型的休克。①治疗感染性休克时需与抗菌药合用，且要早期、短时间内大剂量冲击使用；②治疗过敏性休克时首选与肾上腺素合用；③低血容量性休克时需先补足液体、电解质或血液。

6. 肾脏疾病　治疗肾病综合征、狼疮肾炎、紫癜性肾炎等，作用机制主要与糖皮质激素的免疫抑制作用有关。

7. 血液系统疾病　再生障碍性贫血、淋巴瘤、急性淋巴细胞白血病、血小板减少症、粒细胞减少症等。

8. 急性脊髓损伤和脑水肿。

9. 皮肤病　利用糖皮质激素的抗炎作用，可用于治疗湿疹、接触性皮炎等皮肤病。

10. 眼部疾病　局部应用于外眼炎症性疾病、内眼术后炎症等，用时需眼科医师权衡利弊。

（三）糖皮质激素的使用方法

糖皮质激素的使用方法因人而异，因病而异。

1. 小剂量替代疗法 主要用于治疗慢性肾上腺皮质功能不全和腺垂体功能减退,一般给予生理需要量。

2. 一般剂量长期疗法 主要用于肾病综合征、结缔组织病、顽固性支气管哮喘、淋巴瘤、淋巴细胞白血病等反复发作、病变范围广泛的慢性病。

3. 大剂量冲击疗法 主要用于严重的中毒性感染及休克,时间一般不超过3天。

(四)糖皮质激素的不良反应

糖皮质激素长期大剂量应用的不良反应较多。

1. 医源性肾上腺皮质功能亢进症 糖皮质激素可引起水盐代谢、脂质代谢紊乱,表现为满月脸、水牛背、向心性肥胖、皮肤及皮下组织变薄、痤疮、多毛、低血钾、高血压、高血脂、骨质疏松、糖尿病等,停药后一般可以自行恢复。

2. 诱发或加重感染 糖皮质激素无抗菌作用,又抑制机体防御功能,可以诱发感染或使体内的潜在感染灶扩散,如可加重真菌感染、促使结核病灶等扩散恶化。

3. 消化系统 糖皮质激素可刺激胃蛋白酶及胃酸分泌,降低胃、肠道黏膜对胃酸的抵抗力,进而诱发或加重胃、十二指肠溃疡,甚至会导致消化道出血或穿孔。溃疡易发生在幽门前窦部,多为多发、表浅、症状少、隐匿性高,易导致出血或穿孔,有"甾体激素溃疡"之称。一小部分患者可以诱发脂肪肝、胰腺炎。

4. 中枢神经系统 可诱发或加重精神失常,大剂量有时可以导致儿童惊厥或癫痫样发作,有精神病或癫痫病史者禁用或慎用。

5. 运动系统 易导致骨质疏松(由抗维生素D作用及钙吸收减少所致)、肌肉萎缩、伤口愈合延迟。

6. 诱发青光眼,可导致白内障,儿童更易发生。

(五)糖皮质激素的停药反应

1. 医源性肾上腺皮质功能不全 长期使用糖皮质激素,负反馈抑制垂体ACTH,引起肾上腺皮质萎缩及功能不全。停药后垂体ACTH的功能恢复一般需要3~5个月,肾上腺皮质对ACTH的反应恢复一般需6~9个月。突然停药易出现乏力、恶心、呕吐、低血压、低血糖、休克等症状,需逐步减量停药。在撤药过程中及停药后1年内如遇创伤、感染、手术等应激情况,需及时给予足量糖皮质激素。

2. 反跳现象　突然停药或减量过快可导致原有病症复发或加重。

（六）糖皮质激素的药物相互作用

1. 苯妥英钠、苯巴比妥、卡马西平、利福平等肝药酶诱导剂可以加快糖皮质激素的代谢，合用时需增加糖皮质激素的剂量。

2. 地尔硫䓬、伊曲康唑能升高甲泼尼龙的血浆浓度，合用时需减少激素的用量。

3. 噻嗪类利尿药、两性霉素 B 均能促进排钾，与糖皮质激素合用时需注意低血钾的发生。

4. 与阿司匹林合用易导致消化性溃疡。

（七）糖皮质激素在儿童患者中的主要应用

儿童作为一个特殊群体，长期使用糖皮质激素更应严格掌握适应证及谨慎选用治疗方法。儿童使用糖皮质激素时应根据患儿的年龄、体重（体表面积更佳）、疾病的严重程度和患儿对治疗的反应来确定糖皮质激素的治疗方案。秉承能局部、不全身，能小剂量、不大剂量，能短期、不长期的原则。治疗过程中应密切注意观察患儿的不良反应，监测患儿的生长及发育情况。

常用糖皮质激素类药物的比较见表2-1。

表2-1　常用糖皮质激素类药物的比较

药物	水盐代谢（比值）	糖代谢（比值）	等效剂量/mg	血浆半衰期/分钟	作用持续时间/小时
氢化可的松	1.0	1.0	20.00	90	8~12
可的松	0.8	0.8	25.00	30	8~12
泼尼松	0.8	4.0	5.00	60	12~36
泼尼松龙	0.8	4.0	5.00	200	12~36
甲泼尼龙	0.5	5.0	4.00	180	12~36
曲安西龙	0.0	5.0	4.00	> 200	12~36
地塞米松	0.0	20~30	0.75	100~300	36~54
倍他米松	0.0	20~30	0.60	100~300	36~54

注：表中的水盐代谢、糖代谢的比值以氢化可的松为1计。

二、初发肾病综合征的糖皮质激素治疗

（一）用药原则

1. 初发肾病综合征确诊后，应尽早行糖皮质激素治疗，尤以泼尼松为首选，因其不仅能较快诱导缓解，还适用于减量时的隔日疗法，而且药品价格低廉。所以无论从临床治疗效果还是药物经济学考虑，泼尼松为一线治疗方案。

2. 治疗时应足剂量开始，尽早诱导尿蛋白转阴。

3. 尿蛋白阴转后的巩固维持治疗阶段以隔日晨起顿服为宜。因肾上腺分泌皮质激素呈晨高夜低的昼夜波动，隔日晨起顿服法更符合生理规律，对下丘脑 - 垂体 - 肾上腺轴（HPA）的抑制作用最小。

4. 足疗程使用，维持治疗时间不宜过短，切忌随意停药，应根据病情逐步减量至停药，以减少复发。

（二）激素治疗

1. 诱导缓解阶段　给予足量泼尼松按 $60mg/(m^2 \cdot d)$ 或 $2mg/(kg \cdot d)$ 计算，总量不超过 60mg/d，先分次口服，尿蛋白转阴后改为每天早晨顿服，疗程至少 4 周；若 4 周内尿蛋白转阴，则转阴后至少巩固 2 周开始减量；若治疗 4 周内尿蛋白未转阴，可继续服用至转阴后 2 周，一般用药 8 周，最长 12 周。但目前而言，足量激素治疗 4 周而尿蛋白未转阴可作为激素抵抗的标准，此时结合国内外循证医学，应考虑肾脏穿刺明确病理类型及加用免疫抑制剂，而不推荐继续单用足量激素治疗，所以还是提倡诱导缓解阶段的激素总疗程为 4~6 周。具体建议为足量激素诱导 2 周内尿蛋白就已完全缓解的患儿，诱导缓解期的疗程为 4 周；若足量激素诱导治疗＞ 2 周尿蛋白才完全缓解的患儿，诱导缓解的疗程为 6 周。

2. 巩固维持阶段　该阶段涉及的激素减量方法较多，既往临床常用中长程疗法提倡隔日 2~3mg/kg 晨起顿服，继续用 4 周，以后每 2~4 周减 2.5~5mg，直至停药，疗程推荐 6~9 个月；但根据最新的国内外指南及循证医学证据，若将疗程维持在 9~12 个月，可降低患儿的 1~2 年复发率。故本书亦推荐 9~12 个月的方案。

三、非频复发肾病综合征的糖皮质激素治疗

非频复发肾病综合征是指首次完全缓解后的 6 个月内复发 1 次，或 1 年内复发 1~3 次。

（一）调整糖皮质激素的疗程和剂量

糖皮质激素治疗后或在减量中复发的患儿，原则上再次恢复到初始疗效剂量或上一疗程剂量，或改隔日疗法为每日疗法，或放慢糖皮质激素减量的速度，延长疗程。同时注意查找患儿有无感染或影响糖皮质激素疗效的其他因素存在。

（二）重新诱导缓解方法

泼尼松 2mg/（kg·d）（按身高对应的标准体重计算）或 60mg/（m² · d），最大剂量为 60mg/d，分次或晨起顿服，直至尿蛋白连续转阴 3 日后改为 1.5mg/（kg·d）或 40mg/（m² · d），隔日晨起顿服 4 周，然后用 4 周以上的时间逐渐减量，长程逐渐减量方案中减量的方法由临床主治医师酌情制定。

（三）在感染时增加激素维持剂量

患儿在巩固维持阶段患上呼吸道或胃肠道感染时改隔日口服激素治疗为同剂量每日口服，连用 7 日，可降低复发率。

四、激素依赖型、激素耐药型肾病综合征的糖皮质激素治疗

（一）激素依赖型肾病综合征糖皮质激素的使用

激素依赖型肾病综合征（SDNS）是指对激素敏感，但连续 2 次减量或停药 2 周内复发者。

1. 拖尾疗法　非频复发肾病综合征重新诱导缓解后泼尼松每 4 周减量 0.25mg/（kg · d），最终给予能维持缓解的最小有效激素剂量 0.5~0.25mg/（kg · d），隔日口服，连用 9~18 个月。

2. 若使用隔日疗法治疗后出现反复，可用能维持缓解的最小有效激素量 0.5~0.25mg/（kg · d），每日口服。

3. 在感染时增加激素维持剂量　患儿在巩固维持阶段患上呼吸道或胃肠道感染时，改隔日口服激素治疗（隔日疗法）为同剂量每日口服激素（每日疗法），连用 7 日，可降低复发率。若未及时改隔日疗法为每日疗法，出现尿蛋白阳性，仍可改隔日疗法为每日疗法（采取顿服方式），直到尿蛋白转阴 2 周后再减量。如尿蛋白不转阴，重新开始诱导缓解或加用其他药物治疗。

4. 纠正肾上腺皮质功能不全　肾上腺皮质功能不全时患儿的复发率明显增高，对这部分患儿可静脉滴注促肾上腺皮质激素（ACTH）来预防复发。对于激素依赖型肾病综合征患儿可予 ACTH 0.4IU/（kg · d）（总量不超过 25IU）静脉滴注 3~5 日，然后激素减量，同时再次给予 1 次 ACTH 以防复发。

每次激素减量均按上述处理,直至停用激素。近年来,国内报道的 ACTH 用法为 1IU/(kg·d)(最大剂量控制在 50IU 以下),静脉滴注 3~5 日为 1 个疗程,每月使用 1 个疗程。在给药 2 个疗程后,激素每月减量 1.25~5mg。一般 ACTH 使用 6 个疗程或激素减停后继续使用 ACTH 治疗 2 个疗程。

(二)激素耐药型肾病综合征糖皮质激素的使用

激素耐药型肾病综合征(SRNS)是指以泼尼松足量治疗＞4 周尿蛋白仍阳性者,又可分为初治耐药和迟发耐药。后者指激素治疗 1 次或多次缓解后,再次激素治疗＞4 周尿蛋白仍阳性者。

激素耐药型肾病综合征的治疗相对棘手,需要结合患儿的临床表现、并发症、肾脏病理改变、药物毒副作用、药物治疗反应、个体差异以及经济状况等多个方面的因素选择加用免疫抑制剂,并严格掌握适应证。

1. 原则上首先进行激素序贯疗法　以泼尼松足量治疗＞4 周,尿蛋白仍阳性时,可考虑以大剂量甲泼尼龙 15~30mg/(kg·d)冲击治疗,每日 1 次,建议最大剂量不超过 1.0g,连用 3 日为 1 个疗程。冲击治疗结束后,继续使用 11 日泼尼松 2mg/(kg·d)(大剂量甲泼尼龙冲击＋足量泼尼松口服共 2 周),如果尿蛋白转阴,参照激素敏感型肾病综合征的治疗方案进行泼尼松减量;如尿蛋白仍阳性,建议行肾活检,再根据不同的病理类型选择免疫抑制剂,同时使用泼尼松隔日晨起顿服 2mg/(kg·d)(泼尼松的最大剂量不超 60mg),随后每 2~4 周减 5~10mg,再以一个较小剂量长期隔日顿服维持,少数可停用。

2. 甲泼尼龙冲击疗法　剂量为 15~30mg/(kg·d)(最大剂量为 1.0g/d),置于 5% 葡萄糖注射液 100ml 中静脉滴注,维持 1~2 小时,连用 3 日为 1 个疗程,间隔 1 周可重复使用,一般应用 1~3 个疗程。

第三节　免疫抑制剂治疗

一、免疫抑制剂概述

免疫系统维持人体正常的免疫反应,对预防各种微生物等外来物的入侵、维护健康起重要作用。免疫抑制剂是对机体的免疫反应具有抑制作用的药物,能抑制与免疫反应有关的细胞(T 细胞和 B 细胞等巨噬细胞)的增殖和功能,能降低抗体免疫反应。免疫抑制剂主要用于器官移植抗排斥反应和自身免疫病如类风湿关节炎、红斑狼疮、膜性肾小球肾炎等。根据其发展状况，免疫抑制剂大致可分为4代：第一代以肾上腺皮质激素类，生理情况下糖皮质激素主要影响物质代谢过程，超剂量则发挥抗炎抗免疫等药理作用，主要代表药物有泼尼松和甲泼尼龙，通过溶解免疫活性细胞，阻断细胞的分化，其特点为非特异性，为广泛的免疫抑制作用。主要副作用是可引起代谢紊乱、高血糖、高血脂、高血压。目前对此类药物的使用遵循尽可能减少其用量或停用的原则（此类药物在肾病综合征的治疗过程中除发挥免疫抑制作用外，还能改善肾小球滤过膜的通透性，减少尿蛋白滤出等作用，已在本章第二节进行了介绍，本节将主要介绍其他免疫抑制剂）。第二代以环孢素（CsA）和他克莫司（Tac）为代表，为细胞因子合成抑制剂，主要作用是阻断免疫活性细胞的白细胞介素-2（IL-2）的效应环节，干扰细胞活化，其以淋巴细胞为主而具有相对特异性。它们的主要副作用是具有肾毒性。第三代以西罗莫司、吗替麦考酚酯为代表，对 PI_3K 相关信号通路进行抑制，从而抑制免疫细胞增殖和扩增，与第二代制剂有协同作用。第四代以抗 IL-2 受体单克隆抗体等为代表。常用的免疫抑制剂除前文介绍的激素类外，还包括以下几类：①烷化剂类，如环磷酰胺（CTX）等；②微生物代谢产物，如环孢素和他克莫司等；③多克隆和单克隆抗淋巴细胞抗体，如抗淋巴细胞球蛋白和利妥昔单抗等；④抗代谢药物，如硫唑嘌呤和巯嘌呤等。肾病综合征是一种由多种原因引起的肾小球基底膜通透性增加，导致血浆内的大量蛋白尿从尿中丢失的临床综合征。原发性肾病综合征（PNS）的病理类型多，如微小病变型肾病、局灶性节段性肾小球硬化症、膜增生性肾小球肾炎、系膜增生性肾小球肾炎局灶性硬化性肾小球肾炎、膜性肾病等。由于病理类型不同，对各种免疫抑制剂的治疗反应不同，其预后及自然病程有很大差别。在需要联合免疫抑制剂治疗时，应考虑不同的药物作用机制，采用多药联合的理念，力求增加疗效并减少不良反应的发生。

二、常用的免疫抑制剂及作用特点

（一）环磷酰胺

环磷酰胺（cyclophosphamide，CTX）作为细胞毒性药物，有助于延长缓解期及减少复发，可改善激素耐药者对激素的效应。环磷酰胺定向作用于免疫细胞，抑制细胞分化、增殖，大剂量环磷酰胺能抑制 Ts 细胞（CD8）且作用持久。有条件时可在使用环磷酰胺前检查细胞亚群，如 CD4 与 CD8，CD8 增高者选择大剂量环磷酰胺将会获得更理想的治疗效果。不良反应包括白细胞减少、脱发、肝功能损害、出血性膀胱炎等,少数可发生肺纤维化。注意远期性腺损害,避免青春前期和青春期用药。

(二)环孢素

环孢素(ciclosporin,CsA)是一种新的免疫抑制剂,是一种来自真菌、含有11个氨基酸、中性亲脂的十一肽。CsA通过与胞质内的环孢亲和素受体形成复合物,从而阻断一系列转录因子的活化,抑制IL-2的基因转录。1976年Borel首次报道CsA的免疫作用。CsA能选择性地作用于T淋巴细胞上的受体蛋白L_2,干扰转录因子与IL-2催化剂的结合,使细胞毒性T细胞(CTL)的聚集作用减弱,减少其他细胞因子的产生与聚集,使之不产生有致病作用的淋巴因子,使炎症反应减轻或消失,改善肾小球滤过膜对蛋白的通透性;同时该药物还选择性地作用于入球小动脉,降低肾小球毛细血管静水压,减少尿蛋白。CsA的不良反应主要有引起震颤、多毛症、高血压、头痛、腹泻、恶心和呕吐等。

(三)他克莫司

他克莫司(tacrolimus,Tac)是从土壤真菌中提取的一种大环内酯类抗生素。Tac与CsA同属于一类免疫抑制剂,但分子结构、免疫抑制机制与CsA不同,作用为CsA的10~100倍。Tac具有高度脂溶性,口服主要在十二指肠及回肠吸收,体内分布广泛,主要分布于肝、肾及消化道,达到血药峰浓度的时间约为1—3小时,Tac半衰期长,个体差异大。健康受试者全血平均半衰期约为43小时。成人和儿童肝移植患者,平均半衰期分别为11.7小时和12.4小时,而成人肾移植患者为15.6小时。24小时后从体内消失,多数患者口服后3天内可以达到稳态血药浓度。Tac能抑制钙调磷酸酶(CaN),使活化T细胞核因子(NFAT)及其他核因子不能脱磷酸而向细胞核内转位,从而阻断IL-2、肿瘤坏死因子-α(TNF-α)等细胞因子的转录,进而抑制细胞因子的产生及T细胞的活化和增殖。另外,他克莫司可以通过非免疫作用稳定足细胞骨架(TRPC6、Sydnaptopodin),从而改善蛋白尿。当进食中等程度的脂肪餐后再给药,本品的口服生物利用度下降。当与食物一起服用时,本品的吸收速率及程度均有所下降。他克莫司的常见副作用有颤抖、高血糖、高血钾、感染、失眠。食物可以降低他克莫司的吸收,口服制剂应在空腹状态下服药。

(四)吗替麦考酚酯

吗替麦考酚酯(mycophenolate mofetil,MMF)是霉酚酸(MPA)的2-乙基酯类衍生物,具有较强的免疫抑制作用。黄嘌呤单核苷酸脱氢酶(IMPDH)是淋巴细胞合成鸟嘌呤核苷酸的关键酶,MMF在体内可高效、非竞争性、可逆性地抑制 IMPDH 的活性,因此 MMF 可阻断 T 淋巴细胞和 B 淋巴细胞中鸟嘌呤核苷酸的经典合成途径。MPA 还有其他药理作用,为治疗肾小球疾病奠定了理论基础,如肾上腺髓质素是一种与自身免疫性肾小球肾炎密切相关的物质,MPA 能够维持其在一个较理想的水平,并且阻止自身免疫性肾小球肾炎对肾脏的进一步损害。吗替麦考酚酯的不良反应主要为引起腹泻、呕吐、白细胞减少、败血症。同时,服用该药可能增加皮肤癌的风险,服药期间应减少或避免紫外线照射。食物可降低该药的血药浓度,建议在空腹状态下服用。

(五)利妥昔单抗

利妥昔单抗(rituximab, RTX)一种人鼠嵌合单克隆抗体,可特异性地与跨膜抗原 CD20 结合。CD20 抗原位于前 B 和成熟 B 淋巴细胞的表面,而造血干细胞、祖 B 细胞、正常浆细胞或其他正常组织不表达 CD20。抗原与抗体结合后,CD20 不发生内在化,或从细胞膜上脱落进入周围的环境。CD20 不以游离抗原的形式在血浆中循环,因此不能与抗体竞争性结合。本药与 B 细胞上的 CD20 抗原结合后,启动介导 B 细胞溶解的免疫反应。有研究显示,表现为激素耐药型的 FSGS 患者部分对利妥昔单抗治疗有效,但其缓解率要次于激素敏感型及激素依赖型组。利妥昔单抗的主要不良反应是引起血管舒张、心律失常、高血糖、关节痛、感染等。

(六)其他免疫抑制剂

1. 咪唑立宾(mizoribine)　该药物是 1984 年由日本政府批准的一种新的免疫抑制剂。咪唑立宾是从一种霉菌的培养液中提取而来的,为一种咪唑核苷,其代谢物竞争性地抑制嘌呤合成系统中的肌苷酸至鸟苷酸途径而抑制核酸合成,但不摄入高分子核酸中。

近年研究表明,咪唑立宾能减少 SDNS 或 FRNS 患儿的尿蛋白,减少激素的用量,提高缓解率。改善全球肾脏病预后组织(Kidney Disease:Improving Global Outcomes,KDIGO)和中华医学会均不建议使用咪唑立宾治疗儿童频复发和激素依赖型 SSNS 的激素替代治疗(2C)。

2. 硫唑嘌呤(azathioprine)　与单纯激素治疗和安慰剂治疗相比,其治疗在 6 个月时的复发率无差别,现已不建议临床应用。

3. 雷公藤多苷　雷公藤多苷是中药卫矛科植物的提取物,最初用于治疗类风湿关节炎、贝赫切特综合征等。自从 1981 年黎磊石等首次报道中药雷公藤治疗肾小球肾炎后,雷公藤多苷也广泛用于各种原发性和继发性肾炎的治疗。有研究者发现,雷公藤多苷有减少尿蛋白的作用,其主要作用机制可能有以下几点：①抑制免疫复合物在肾小球内沉积；②消炎；③恢复肾小球滤过膜的电荷屏障功能；④改善肾小球滤过膜的通透性。有小样本研究发现，对于激素治疗无效或耐药的肾病综合征患儿，应及时行肾活检以明确病理类型，对病理类型为 MCNS 和 MsPGN 者雷公藤多苷的治疗效果显著。但由于国家药品不良反应监测中心病例报告数据库数据显示，雷公藤制剂可引起肝、肾、血液系统和生殖系统等损害，2012 年国家食品药品监督管理局发布《雷公藤中成药制剂说明书修订要求》，并将儿童列为雷公藤中成药制剂的禁用人群。目前，在多数医院已停止使用该药物治疗儿童肾病综合征。

三、免疫抑制剂的个体化应用

（一）环磷酰胺

1. 治疗激素依赖型 NS（SDNS）/ 频复发 NS（FRNS）　环磷酰胺（CTX）的剂量为 2~3mg/（kg·d），分 2~3 次，口服 8 周；或 8~12mg/（kg·d）静脉滴注冲击治疗，每 2 周连用 2 天，总剂量≤ 168mg/kg；或每月 1 次静脉注射，500mg/（m^2·次），共 6 次。

（1）口服治疗 8 周，与单独应用激素治疗比较，可明显减少 6~12 个月时的复发率。

（2）口服大剂量 CTX 3mg/（kg·d）联合泼尼松治疗的效果较小剂量 2mg/（kg·d）联合泼尼松的效果好。

（3）静脉滴注每月 1 次冲击治疗，与口服治疗相比，两者的有效率无差异，但白细胞减少、脱发、感染等不良反应较口服治疗轻。

2. 对于激素耐药型肾病综合征（SRNS），在缺乏肾脏病理检查的情况下，CTX 可作为其首选治疗药物。CTX 是一种细胞毒性药物，有助于延长缓解期及减少复发，可改善激素耐药者对激素的效应。

（1）大剂量 CTX 静脉滴注冲击疗法有 2 种：① CTX 的剂量为 8~12mg/（kg·d），置于生理盐水 100ml 中静脉滴注，维持 1~2 小时，连用 2 天，每 2 周重复 1 次；② CTX 的剂量为 500~750mg/（m^2·次），置于生理盐水 100ml 中缓慢静脉滴注，维持 1~2 小时，每月 1 次。以上 2 种疗法达到累积剂量停药，用药期间需水化和碱化治疗，应注意多饮水。CTX 冲击治疗当日要充分水化，液体量给至 20ml/（kg·d），同时可使用尿路保护剂美司钠防止出现尿路损伤性血尿。

（2）口服 CTX：剂量为 2~3mg/（kg·d），分 2~3 次口服，疗程为 8~12 周，总体疗效较差。

（3）注意事项：应用本药应注意近期不良反应（如胃肠道反应、骨髓抑制、肝功能损害、出血性膀胱炎等），并严格掌握总累积剂量（累积剂量为168mg/kg），以防止远期对性腺的损伤。

（二）环孢素

1. 治疗 SDNS/FRNS　CsA 的剂量为 $3\sim7mg/(kg \cdot d)$ 或 $100\sim150mg/(m^2 \cdot d)$，调整剂量使血药谷浓度维持在 80~120ng/ml，疗程为 1~2 年。

（1）CsA 治疗 6 个月时的疗效和 CTX 或苯丁酸氮芥（CHL）无差异，但后两者在 2 年时维持的缓解率明显高于 CsA。

（2）CsA 用药时能维持持续缓解，停药后即刻或 90 天内 90% 的患儿复发，30% 的患儿重复使用时无效。

（3）每天较小剂量单次服用 CsA 治疗可增加药物的峰浓度，对谷浓度无影响，能达到同样的治疗效果，同时可减少不良反应，并能增加患儿的依从性。

（4）有研究表明，联合应用 CsA 和地尔硫草 $1.5\sim2mg/(kg \cdot d)$ 可提高 CsA 的血药浓度，减少 CsA 的服用量，不仅能达到相同的治疗效果，还可降低肾脏损害的发生率，降低治疗费用。

2. 治疗 SRNS　不同阶段对应的 CsA 剂量如下：

（1）诱导缓解阶段：初始剂量为 $4\sim6mg/(kg \cdot d)$，每 12 小时 1 次，于服药后 1~2 周查 CsA 的血药浓度，维持谷浓度在 100~200μg/L，如谷浓度＜100μg/L，可增加 CsA 的剂量 $1mg/(kg \cdot d)$；诱导期 3~6 个月，连续使用 CsA 3 个月蛋白尿减少不足 50%，即认为 CsA 耐药，应停用 CsA 改用其他治疗；有效则建议诱导 6 个月后逐渐减量维持。

（2）巩固维持阶段：CsA 应缓慢减量，每月减少 0.5mg/kg，减至 $1mg/(kg \cdot d)$ 时维持，总疗程为 1~2 年。

3. 注意事项　因本药可致肾间质小管损伤，用药期间需监测药物浓度；同时建议每 3 个月监测肾功能（包括肾小管功能）1 次，如果血肌酐较基础值增高＞30%（即便这种增加在正常范围内）或伴有肾小管功能异常时，应将 CsA 的剂量减少 25%~50% 或停药；当肾功能迅速下降、血肌酐增加与尿蛋白减少相分离、接受 CsA 治疗 2 年以上时，应考虑肾活检以及时发现肾毒性的组织学依据。

（三）他克莫司

1. 治疗 SDNS/FRNS　Tac 的剂量为 $0.10\sim0.15mg/(kg \cdot d)$，维持血药浓度在 5~10μg/L，疗程为 12~24 个月。

（1）Tac 的生物学效应为 CsA 的 10~100 倍，不良反应较 CsA 小。

（2）对严重 SDNS 的治疗效果与 CsA 相似。

2. 治疗 SRNS　剂量为 0.05~0.15mg/（kg·d），每 12 小时 1 次，空腹口服，于服药后 1 周查他克莫司的血药浓度，维持谷浓度在 5~10μg/L，诱导期 6 个月，治疗 6 个月如未获得缓解则可停药，如获得部分缓解可继续使用钙调磷酸酶抑制药（CNI）至 12 个月；蛋白尿缓解后渐减量，每 3 个月减 25%，低剂量维持 12~24 个月。

3. 注意事项　同 CsA。

（四）吗替麦考酚酯（MMF）

1. 治疗 SDNS/FRNS　MMF 的剂量为 20~30mg/（kg·d）或 800~1 200mg/m²，分 2 次口服（最大剂量为 1g/ 次，每天 2 次），疗程为 12~24 个月。

2. 治疗 SRNS　MMF 的剂量为 20~30mg/（kg·d），分 2 次口服，诱导期 4~6 个月；建议诱导期后每 3~6 个月减少 10mg/（kg·d）维持治疗，总疗程为 12~24 个月。连续使用 MMF 4 个月无效者可列为 MMF 耐药。

3. 注意事项　MMF 的不良反应主要有胃肠道反应和感染；少数患儿出现潜在的血液系统骨髓抑制（如贫血、白细胞减少）；肝脏损害等。

（五）利妥昔单抗

利妥昔单抗（rituximab）静脉滴注 375mg/（m²·次），每周 1 次，用 1~4 次。对治疗无反应、不良反应严重的 SDNS 患儿可使用利妥昔单抗，其能有效地诱导缓解，减少复发次数，不良反应的发生率低。

四、免疫抑制剂治疗研究进展

糖皮质激素一直作为治疗肾病综合征（nephrotic syndrome，NS）的首选用药，至今已有 60 余年的历史，仍没有药物能代替其重要地位。1967 年，环磷酰胺开始用于 NS 的治疗，发现可以有效维持 NS 的缓解，并逐渐在临床上得以应用。后来，其他免疫抑制剂逐渐被发现并用于 NS 的治疗，如苯丁酸氮芥、硫唑嘌呤、环孢素等。近年来，吗替麦考酚酯（mycophenolate mofetil，MMF）、他克莫司（tacrolimus，Tac）、利妥昔单抗（rituximab，RTX）等也逐渐在 NS 中开始应用，并取得良好的效果。然而肾病综合征患者的病情不一，对免疫抑制剂的耐受能力差异较大。

（一）糖皮质激素（GC）

糖皮质激素对免疫反应的多个环节都有抑制作用，能抑制巨噬细胞对抗原的吞噬和处理，抑制淋巴细胞 DNA 合成和有丝分裂，破坏淋巴细胞，使外周淋巴细胞数量减少；抑制辅助性 T 细胞和 B 细胞，使抗体生成减少，抑制细胞因子如 IL-2 等生成，减轻效应期的免疫性炎症反应等。糖皮质激素是治疗原发性 NS 的最常用的免疫抑制剂。

（二）环磷酰胺（CTX）

环磷酰胺是烷化剂类免疫抑制剂。CTX 是目前用于治疗难治性肾病综合征研究最多、应用最广泛的细胞毒性药物。CTX 主要在肝脏被磷酰胺酶或磷酸酶水解，转化为活化型的磷酰胺氮芥而起作用，主要作用于细胞分裂 S 和 G$_2$ 期，可与 DNA 发生交叉连接，抑制 DNA 合成，也可干扰 RNA 的功能，抑制 T 细胞介导的非特异性炎症，是治疗 NS 历史最长、临床最常用的细胞毒性药物，可以口服使用，也可以静脉注射使用。用药时需注意适当多饮水、避免睡前服药以及对药物副作用的监测与处理。长期使用 CTX 的不良反应也应引起重视，如骨髓抑制、脱发、不育症、感染和恶性肿瘤的发生风险增加等。女性患儿在使用 CTX 治疗后，发生性腺损害的概率较低；男性患儿在治疗后出现性腺损害的累积剂量目前尚无明确的标准，但 CTX 的累积剂量越高，发生无精子或精子过少的风险就越高。因此，青春期的患儿应尽量避免使用 CTX。

（三）环孢素（CsA）

CsA 是一种从真菌中提取的不溶于水的中性环状多肽混合物，由 11 种氨基酸组成。其主要作用是抑制 T 细胞功能，可选择性及可逆性地改变淋巴细胞功能，抑制淋巴细胞在抗原或分裂原刺激下的分化、增殖，抑制其分泌细胞因子如白细胞介素 -2（IL-2）及干扰素（INF）等，抑制 NK 细胞的杀伤力。CsA 与钙调磷酸酶蛋白结合后形成复合物，可抑制 Ca^{2+} 依赖型的丝氨酸/苏氨酸磷酸酶活性，阻断细胞质调节蛋白的去磷酸化，因而抑制 T 细胞的活化剂细胞因子的表达，进而抑制 T 细胞增殖。目前尚无相关的临床证据说明患儿缓解后 CsA 需要维持治疗的时长，但有研究表明，在 CsA 治疗 12 个月时可达到最优的缓解率和无复发率，治疗时间超过 2 年是 CsA 相关肾病发生的独立危险因素。因此，随着 CsA 的逐渐减量和停药，大部分患儿会复发，且建议使用 CsA 治疗难治性肾病综合征（refractory nephrotic syndrome，RNS）的患儿，在 NS 缓解后持续使用 CsA 不超过 2 年，且定期监测血药浓度，维持血药浓度在 60~80ng/ml，这样有利于维持缓解和减少远期复发。长期使用 CsA 治疗需注意 CsA 相关的肾毒性，如肾小动脉病变、肾间质纤维化、肾小管萎缩等。除此之外,还应关注肝毒性、高血压、高尿酸血症、多毛、牙龈增生及贫血等不良反应。

(四)他克莫司(Tac)

他克莫司与红霉素的结构相似,其对免疫系统作用与环孢素相似,但免疫抑制作用强,属高效、肝肾毒性较低的新型免疫抑制剂。他克莫司是一种大环内酯类抗生素,具有强大的免疫抑制作用,其免疫抑制能力为 CsA 的10~100 倍。Tac 在细胞内与 FK506 结合蛋白(FK506-binding protein,FKBP)结合形成 FK506-FKBP 复合物。钙调磷酸酶(calcineurin,CaN)是一种丝氨酸/苏氨酸蛋白磷酸酶,当 FK506-FKBP 与 CaN 结合后,导致 CaN 无法去磷酸化以激活 T 细胞的核因子(NF-AT),使 NF-AT 无法进入细胞核激活转录目标,如T 细胞活化所必需的细胞因子 IL-2。主要副作用是肾功能损害、糖尿病、高钾血症、腹泻和手颤。Tac 的不良反应一般与其血药峰值浓度过高有关,通常发生在 Tac 治疗 1 个月内,停用 Tac 或调整药物剂量后可缓解。

(五)吗替麦考酚酯(MMF)

MMF 是霉酚酸(mycophenolic acid,MPA)的 2- 乙基酯类衍生物,可在口服后迅速吸收并代谢为其活性成分 MPA。MPA 是一种选择性、非竞争性的次黄嘌呤单核苷酸脱氢酶(inosine monophosphate dehydrogenase,IMPDH)抑制剂,可抑制嘌呤的合成,从而使 DNA 和 RNA 的合成受阻,因不能通过补救合成途径合成嘌呤,而达到抑制 T 细胞和 B 细胞增殖及抑制 B 细胞抗体形成的效果。此外,MMF 也可抑制参与内皮细胞间黏附的淋巴细胞和单核细胞糖蛋白的糖基化,减少白细胞在炎症性肾小球疾病中的补充,诱导淋巴细胞凋亡和改变细胞因子的基因表达。MMF 最早是应用于成人 SDNS 的治疗,随后的研究发现,对于 CsA 治疗后的 RNS 患儿,应用 MMF 可明显减少复发次数,有利于改善肾小球滤过率且没有多毛症一类的不良反应。MMF 在治疗过程中的常见不良反应包括一过性的胃肠道不适、机会性感染风险增加、畏食、腹痛、血红蛋白下降、淋巴细胞减少等,多轻微且易耐受,不影响药物的继续使用,可用于对 CsA 无法耐受、CsA 抵抗或肾功能不全的患儿。

(六)利妥昔单抗(RTX)

利妥昔单抗(RTX)是一种人鼠嵌合单克隆抗体,含 1 328 个氨基酸,含有鼠轻链、重链可变区序列和人 IgG1 抗体的恒定区序列;RTX 与 CD20 抗原特异性结合,通过抗体依赖细胞介导的细胞毒作用抑制前 B 细胞和 B 细胞增殖,也可通过补体直接介导的细胞毒作用直接诱导 B 细胞凋亡。RTX 作为靶向治疗药物,对前 B 细胞到记忆 B 细胞均具有结合能力,而对其他免疫细胞无明显影响,不会产生如 CsA、Tac 等免疫抑制剂造成的肾脏损害,是其重要优势之一。在 FRNS 和 SDNS 患儿中,RTX 均显示出令人满意的疗效。应用 RTX 明显缩短了临床糖皮质激素的使用时间、减少了使用剂量,提高了患儿的 Z 值,从而显著改善了患儿的生长发育状态,同时也降低了患儿并发感染的风险,提高了患儿摆脱糖皮质激素和 CNI 的可能性,最终实现 RNS 治愈。RTX 的耐受性良好,不良反应主要发生在第 1 次静脉滴注期间,多为与输液相关的综合征,如发热、寒战、皮疹、面部潮红、低血压等,在 RTX 滴注前应用糖皮质激素、抗组胺药、对乙酰氨基酚能有效降低不可耐受的不良反应。

(七)咪唑立宾(MZR)

MZR 是从霉菌培养液中分离出的一种咪唑类核苷,其作用机制与 MMF 相似。MZR 在腺苷激酶的作用下形成 MZR-57P,在嘌呤的合成过程中,竞争性地抑制肌苷酸脱氢酶(IMPDH)和鸟苷酸合成酶,抑制肌苷酸(IMP)向鸟苷一磷酸(GMP)的转化,使 GMP 的合成减少,从而影响 DNA 和嘌呤合成。MZR 主要作用于细胞周期中的 S 期细胞,抑制 T 细胞、B 细胞增殖和分化。自 1984 年日本政府批准其上市后,MZR 由于自身的不良反应,逐渐作为硫唑嘌呤的替代药物用于抗移植排斥反应的治疗,并取得可靠的疗效。目前,MZR 已广泛应用于 IgA 肾病、狼疮肾炎、类风湿关节炎、NS 等疾病的治疗,用于儿童 NS 的治疗主要是在日本较多,大部分报道为小样本病例研究,尚未见 MZR 治疗 RNS 的随机对照研究,且在治疗 SRNS 方面的应用不多。对于 MZR 用于儿童 NS 的治疗时间、有效性、安全性及长期预后等信息,仍需进一步的随机对照研究和长期随访加以明确。

第四节　其他药物治疗

一、抗血小板药、抗凝血药和纤维蛋白分解药治疗

肾病综合征高凝状态使各种动、静脉血栓形成的风险升高,尤其是深静脉血栓形成(deep vein thrombosis,DVT)和肾静脉血栓形成(renal vein thrombosis,RVT),表现为突发腰痛、出现血尿或血尿加重、少尿、下肢肿胀疼痛等,需给予抗凝和溶栓治疗。

抗凝血药是通过影响凝血过程中的某些凝血因子阻止凝血过程的药物,如肝素。抗凝血药可用于防治血管内栓塞或血栓形成的疾病,预防中风或其

他血栓性疾病。

纤维蛋白分解药能激活纤溶酶,促进纤维蛋白分解,对已形成的血栓也有溶解作用,故此类药物也称溶栓药,如尿激酶。

抗血小板药可抑制血小板聚集,从而抑制动脉中的血栓形成,是预防动脉血栓性疾病的重要治疗药物,如双嘧达莫。

(一)肝素

肝素带强负电荷,能干扰血凝过程的许多环节,在体内外都有抗凝血作用。其作用机制比较复杂,主要通过与抗凝血酶Ⅲ(AT-Ⅲ)结合,而增强后者对活化的凝血因子Ⅱ、Ⅸ、Ⅹ、Ⅺ和Ⅻ的抑制作用。其后果涉及阻止血小板凝集和破坏,妨碍凝血酶的形成;阻止凝血酶原变为凝血酶;抑制凝血酶,从而妨碍纤维蛋白原变成纤维蛋白。肝素的剂量为 1mg/(kg·d),加入 10% 葡萄糖注射液 50~100ml 中静脉滴注,每日 1 次,2~4 周为 1 个疗程。亦可选用低分子量肝素,低分子量肝素的药动学特征相比普通肝素更易预测。抗凝血因子Ⅹa 试验可用于肝素的监测。在需要半衰期短和可逆性抗凝治疗的情况下使用普通肝素,病情好转后改口服抗凝血药维持治疗。

(二)尿激酶

尿激酶直接作用于内源性纤维蛋白分解系统,能催化裂解纤溶酶原成纤溶酶,后者不仅能降解纤维蛋白凝块,亦能降解血液循环中的纤维蛋白原、凝血因子Ⅴ和Ⅷ等,从而发挥溶栓作用。尿激酶对新形成的血栓起效快、效果好,还能提高血管 ADP 酶活性,抑制 ADP 诱导的血小板聚集,预防血栓形成。尿激酶在静脉滴注后,患者体内的纤溶酶活性明显提高;停药几小时后,纤溶酶活性恢复原水平。但血浆纤维蛋白或纤维蛋白原水平的降低,以及它们的降解产物的增加可持续 12~24 小时。尿激酶的溶栓效应与药物剂量、给药时间呈明显的相关性。溶栓治疗仅用于严重病例,如危及生命或肢体的血栓栓塞。尿激酶有直接激活纤溶酶、溶解血栓的作用。一般剂量为 3 万 ~6 万 U/d,加入 10% 葡萄糖注射液 100~200ml 中静脉滴注,1~2 周为 1 个疗程。

(三)口服抗凝血药

双嘧达莫具有抗血栓形成作用。双嘧达莫抑制血小板聚集,高浓度(0.099×10^{-3}mol/L)可抑制血小板释放。作用机制可能为:①抑制血小板、上皮细胞和红细胞摄取腺苷,治疗浓度为(0.99~1.908)$\times 10^{-6}$mol/L] 时该抑制作用呈剂量依赖性。局部腺苷浓度增高,作用于血小板的 A_2 受体,刺激腺苷酸环化酶,使血小板内的环磷酸腺苷(cAMP)增多。通过这一途径,血小板活化因子（PAF）、胶原和二磷酸腺苷（ADP）等刺激引起的血小板聚集受到抑制。②抑制各种组织中的磷酸二酯酶（PDE）。治疗浓度抑制环磷酸鸟苷磷酸二酯酶（cGMP-PDE），对环磷酸腺苷磷酸二酯酶（cAMP-PDE）的抑制作用弱，因而强化内皮细胞源性血管舒张因子（EDRF）引起的 cGMP 浓度增高。③抑制血栓素 A_2（TXA_2）形成，TXA_2 是血小板活性的强力激动剂。④增强内源性 PGI_2 的作用。双嘧达莫对血管有扩张作用。双嘧达莫的用法用量为 5~10mg/（kg·d），分 3 次口服，6 个月为 1 个疗程。

除药物治疗外，还可以采取一些非药物方式预防深静脉血栓形成。预防措施包括避免长时间卧床休息、规律下床运动、穿压力袜、避免低血容量引起的血液浓缩、尽可能避免中心静脉置管，以及早期治疗脓毒症或血容量不足。

二、免疫增强剂治疗

（一）概述

免疫调节剂（immunomodulator）是具有调节机体免疫功能的药物，可以用于治疗免疫功能低下和／或紊乱所引起的疾病。本类药物对机体免疫功能具有增强或抑制以及双向调节作用。免疫调节剂按照其对机体免疫功能的不同作用，分为免疫增强剂、免疫抑制剂和双向免疫调节剂。其中，免疫增强剂可刺激机体免疫系统（大部分固有免疫）的某一环节，增强免疫功能。有研究表明，部分患者使用免疫增强剂能减少肾病综合征的复发。

机体免疫功能紊乱是原发性肾病综合征（primary nephritic syndrome，PNS）的发病机制之一，调节 PNS 患儿的免疫功能是其治疗措施之一，因此患儿接受糖皮质激素治疗的同时，通常需使用辅助药物，尤其是免疫增强剂。国内常用的免疫增强剂为左旋咪唑。

（二）左旋咪唑辅助治疗儿童肾病综合征

1. 左旋咪唑的发展历程　左旋咪唑作为驱虫药于 1966 年首次应用于临床，适用于蛔虫、钩虫、蛲虫和粪类圆线虫感染。1971 年，法国学者发现其可激活动物的免疫系统，增强抗感染能力，促使有免疫缺陷或免疫抑制者恢复免疫防御功能。之后经进一步的动物实验和临床试验观察证实，左旋咪唑可使机体受抑制的免疫功能（主要为细胞免疫）得到恢复。自 20 世纪 80 年代初，左旋咪唑开始作为激素敏感型肾病综合征（SSNS）的治疗方法。

2. 左旋咪唑的免疫调节机制　左旋咪唑主要为非特异性免疫调节剂。Szeto 等报道左旋咪唑诱导早期前 T 细胞分化为成熟 T 细胞，并使功能失调的

T细胞得到恢复,调节Th1/Th2平衡,通过IL-18增强Th2效应从而调控Th1/Th2。左旋咪唑同时具有增强单核细胞的超化和吞噬作用,激活巨噬细胞和粒细胞的作用,诱生内源性干扰素,从而使免疫缺陷或免疫抑制宿主恢复其免疫功能。总之,左旋咪唑诱导的免疫反应变化可能是儿童复发/激素依赖肾病的复发频率降低的主要机制。

3. 左旋咪唑的研究进展　左旋咪唑可用于小儿反复呼吸道感染、支气管哮喘、特应性湿疹、变应性鼻炎及自身免疫病等,在临床上广泛应用于肾病综合征的治疗。在6个治疗肾病综合征的随机对照试验中,5个试验中的左旋咪唑与泼尼松、安慰剂对比提示其可以明显降低疾病的复发风险。此5项儿童频复发/激素依赖型肾病综合征的随机对照试验中,左旋咪唑的给药剂量为2.5mg/kg,隔日口服;观察性研究报道当左旋咪唑的给药疗程调整为1~2年时,可降低肾病综合征的复发频率。肾病综合征患儿的蛋白尿与足细胞功能障碍有关,足细胞可作为免疫抑制剂的非免疫靶点,糖皮质激素已被作为肾病综合征中抑制免疫功能的一线治疗药物。近期学者Jiang等研究发现,对于激素敏感型肾病综合征,左旋咪唑可以直接作用于足细胞,诱导糖皮质激素受体(glucocorticoid receptor, GR)的表达和活化GR信号通路。左旋咪唑还能治疗激素依赖频复发型肾病综合征,可明显降低肾病综合征的复发频率,并可以减少糖皮质激素的使用剂量。Ekambaram等研究提示,对62例频复发患儿及35例激素依赖型肾病综合征患儿加用左旋咪唑,其中77.3%的患儿得到有效治疗,并且患儿的激素使用剂量比未使用左旋咪唑组减少。Madani等对340例频复发/激素依赖型肾病综合征患儿使用左旋咪唑,可有效减少糖皮质激素的使用剂量,左旋咪唑的治疗疗程与复发数量减少有超过50%的相关性。KDIGO提出,左旋咪唑可用于治疗频复发/激素依赖型肾病综合征。中华医学会修订的《儿童激素敏感、复发/依赖肾病综合征诊治循证指南(2016)》提出左旋咪唑一般作为激素的辅助治疗,适用于常伴感染的频复发/激素依赖型肾病综合征,与单纯激素治疗相比,加用左旋咪唑可降低肾病综合征的复发风险。

4. 左旋咪唑治疗的副作用　该药物偶有发生粒细胞缺乏和抗中性粒细胞胞质抗体(ANCA)相关性血管炎的风险。然而,该药的副作用大多是轻微和短暂的,在停药后消失。常见不良反应包括胃肠道症状(恶心、腹部绞痛)和发热。大多数回顾性研究报道左旋咪唑没有副作用或只是轻微的可逆反应,如皮疹、发热、腹痛、氨基转移酶升高、中性粒细胞减少等,这些都在停用左旋咪唑后全部消失。Gruppen 等开展的左旋咪唑与安慰剂对照多中心研究表明,左旋咪唑相对安全。

5. 左旋咪唑的辅助治疗作用　左旋咪唑一般作为肾病综合征的糖皮质激素的辅助治疗,适用于常伴感染、频复发 / 激素依赖型肾病综合征患儿。左旋咪唑的用法用量为 2.5mg/kg,隔日口服,疗程为 12~24 个月。

三、血管紧张素转换酶抑制药治疗

血压是肾病综合征患儿的一项常见的重要监测指标,积极有效地控制患儿的血压是治疗中的重要环节。大多数肾病综合征患儿的血压正常,约有15% 的患儿并发轻度高血压。继发血压升高的因素有很多,如肾性高血压、长期应用糖皮质激素致高血压等。据相关研究,肾病综合征患儿的血压升高与进行性肾损伤密切相关。原发性肾病综合征患儿的肾损伤持续存在导致血压升高,加速肾功能恶化,因此血压进一步升高并难以控制,该过程是疾病发展到终末期肾病的危险因素。

《中国高血压防治指南(2018 年修订版)》提示,血管紧张素转换酶抑制药(ACEI)或血管紧张素受体阻滞药(ARB)和二氢吡啶类在标准剂量下较少发生副作用,通常作为儿科抗高血压药,利尿药通常作为二线抗高血压药或与其他类型的药物联合使用,减轻水钠潴留及用于肾脏疾病引起的继发性高血压,其他种类的药物如 α 受体拮抗剂和 β 受体拮抗剂因副作用限制,多用于严重高血压和联合用药。关于儿童肾病综合征合并高血压的药物治疗剂量,目前主要参考药品说明书。国家药品监督管理局(NMPA)批准的儿童抗高血压药包括:① ACEI,如卡托普利;②利尿药,如氨苯蝶啶、氯噻酮、氢氯噻嗪、呋塞米;③二氢吡啶类,如氨氯地平;④肾上腺素能受体拮抗药,如普萘洛尔、阿替洛尔、哌唑嗪。2019 年《日本高血压学会指南:高血压的管理》指出,血压明显升高的儿童除积极改变生活方式、治疗原发病外,药物治疗推荐使用新型抗高血压药如 ACEI、ARB 和钙通道阻滞剂(CCB)。

肾病综合征患者的尿蛋白升高对于肾小球近端小管的上皮细胞以及系膜细胞存在明显的毒性作用,可导致机体免疫系统和局部脂代谢功能紊乱,尿蛋白持续升高还能加快肾小球硬化速度。因此,在肾病综合征的治疗中,需积极降低尿蛋白水平、减少蛋白尿的持续时间、强化肾脏功能水平。ACEI 的作用机制是抑制血管紧张素转换酶,阻断血管紧张素 Ⅱ 生成,抑制激肽酶降解,能改善肾小球的血流动力学状态,使尿蛋白排出减少。大量临床试验显示,该类药物具有良好的靶器官保护作用,能延缓或减轻肾小球硬化的发生,疗效明确,适用于蛋白尿或微量蛋白尿患者。故本书推荐肾病综合征伴高血压或肾病综合征伴蛋白尿的患儿使用 ACEI,建议从小剂量开始,兼顾个体化,视药物治疗效果、蛋白尿和血压升高严重程度调整剂量。

1. 卡托普利的小儿常用起始剂量为 0.3mg/kg,口服,每日 3 次;必要时每隔 8~24 小时增加 0.3mg/kg,求得最低有效剂量;最大剂量不超过 6mg/kg。

2. 依那普利用于 1 月 ~12 岁小儿时,常用起始剂量为 0.1mg/kg,口服,每日 1 次;根据治疗反应调整剂量,最大剂量不超过 1mg/kg,分 1~2 次给药;用于 > 12 岁的小儿时,起始剂量 2.5mg,口服,一日一次,维持量一日 10~20mg,分 1~2 次。体重大于 50kg 的小儿最大剂量为一日 40mg,口服,分 1~2 次给药。

3. 贝那普利用于 ≥ 6 岁的患儿,起始剂量为 0.2mg/kg,口服,每日一次;据需要调整剂量,增加至 0.6mg/kg(或 40mg/d)口服,每日一次。

该类药物最常见的不良反应为干咳,多见于用药初期,症状较轻者可坚持服药。其他不良反应有低血压、皮疹,偶见血管神经性水肿及味觉障碍。长期使用 ACEI 可能引起肾小球滤过率降低而可能导致血肌酐升高及高钾血症,应定期检测血钾和血肌酐水平。双侧肾动脉狭窄和高血钾患儿禁用。

四、调血脂药治疗

肾病综合征患儿的肾小球通透性增加导致蛋白尿,继发低蛋白血症,促进肝脏合成大量脂蛋白,其中大分子脂蛋白难以从肾脏排出,蓄积于体内致血清胆固醇和低密度脂蛋白持续升高,脂质从肾小球滤出导致肾小球硬化和肾间质纤维化,直接损害患儿健康。

《中国儿童青少年血脂防治专家共识(2007 年版)》对于继发性高血脂提出,首先应积极治疗原发病,同时进行饮食干预(考虑儿童的生长发育需求,目前不主张对 2 岁以下的婴幼儿进行饮食干预),10 岁以上的儿童饮食治疗无效,LDL-C 达 4.94mmol/L,或 LDL-C ≥ 4.16mmol/L 且同时存在两个或两个以上的危险因素(如肥胖、吸烟、缺乏锻炼、糖尿病),且控制这些危险因素失败,可以考虑药物治疗,某些情况下如小儿的 TC 水平 > 10mmol/L 可适当提前药物治疗的年龄。

儿童与青少年的调血脂药选择除考虑疗效外,还应考虑用药的安全性。研究表明,儿童与青少年血脂异常应用他汀类药物治疗的有效性和安全性与成人类似,高胆固醇血症儿童短期应用他汀类药物比应用树脂类药物治疗的安全性和可靠性更好,与成人相比,副作用并没有增加。故本书推荐,他汀类药物用于饮食治疗无法控制血脂降至正常,须药物干预才能达到治疗目标值的肾病综合征合并高胆固醇血症的患儿。

他汀类药物的作用机制是抑制胆固醇合成限速酶——羟甲基戊二酰辅酶 A(HMG-CoA)还原酶,减少胆固醇合成,继而上调细胞表面的低密度脂蛋白(LDL)受体,加速血清 LDL 分解代谢,抑制极低密度脂蛋白(VLDL)合成。他汀类药物可使甘油三酯(TAG)水平降低 7%~30%,高密度脂蛋白胆固醇(HDL-C)水平升高 5%~15%。目前,洛伐他汀、辛伐他汀、普伐他汀和阿托伐他汀得到美国 FDA 的儿科标签,值得推荐。其中,洛伐他汀用于家族性高胆固醇血症 - 青少年杂合子患者,10~17 岁的起始剂量为 20mg,口服,每日 1次;辛伐他汀用于家族性高胆固醇血症 - 青少年杂合子患者,10~17 岁的起始剂量为 10mg,晚间顿服,最大剂量为 40mg/d,用药 4 周或更长时间后调整剂量以达治疗目标。普伐他汀用于家族性高胆固醇血症 - 青少年杂合子患者,8~14 岁为初始剂量一次 10mg,晚间顿服,如有必要可间隔 4 周后用到最大剂量 20mg,晚间顿服;14~18 岁初始剂量一次 10mg,晚间顿服,如有必要可间隔 4 周后用到最大剂量 40mg,晚间顿服。阿托伐他汀用于家族性高脂血症 -青少年杂合子患者,10~17 岁的儿童推荐起始剂量为一日 10mg,口服,每日 1次,间隔 4 周可增加到最大剂量,一日 20mg,17~18 岁的儿童推荐起始剂量为一日 10mg,每日一次,间隔 4 周可增加到最大剂量一日 80mg。

持续性高脂血症可促进慢性进行性肾小球损伤、肾小球硬化等,影响肾病综合征患儿的预后,并易诱发心血管系统并发症的发生,需密切关注血脂异常,根据具体情况制定调脂方案,谨慎选用调血脂药。研究发现成人肾病综合征的病程中应用调血脂药安全有效,但在儿童仍缺乏大规模多中心研究。

五、甲状腺激素替代治疗

肾病综合征患儿如果甲状腺激素(TH)水平低下而促甲状腺激素(TSH)正常,且临床上并无甲状腺功能减退的表现时,一般不需要 TH 治疗,病情往往随着原发病的治疗在短期内得以缓解。同时,TH 水平也可随白蛋白水平的回升而自行恢复。但对于难治性肾病综合征患者,如果并发 TH 水平明显降低和 / 或 TSH 显著升高,则应在肾病综合征正规治疗的基础上适当补充 TH。因为 TH 低下本身往往也会引起水肿、少尿等阳性体征,当其降低到一定程度时,甚至可引起肾小球及肾小管萎缩,导致肾病综合征的病情进一步恶化。并且随着病程延长,TH 的分泌可能从功能性减少转变为器质性减少,甚而导致甲状腺萎缩。同时,TH 水平降低时可能引起组织细胞上的糖皮质激素受体减少,而糖皮质激素受体水平高低与糖皮质激素的疗效密切相关。糖皮质激素受体水平高者,糖皮质激素的疗效好;反之不敏感,疗效差。其机制可能是 TH 水平升高,使组织细胞上的糖皮质激素受体数目增加,并发生构象改变,由不能结合激素的非活化状态转为与激素结合的状态,增强糖皮质激素受体的结合力,同时使低亲和力的受体结合位点增加。因此,对肾病综合征患儿进行血清 TH 水平测定,可为临床上 TH 佐治 PNS,尤其是激素耐药型肾病综合征患者提供理论依据。至于 TH 替代治疗的剂量和疗程,目前尚无确切标准。有研究者提出,应从小剂量甲状腺片或左甲状腺素片开始,一般服用剂量小于原发性甲状腺功能减退症的剂量。甲状腺片系动物甲状腺的粗制剂,内含 T_4 和少量 T_3,其作用机制是诱导细胞膜 Na^+, K^+-ATP 酶的合成并增强其活力,使能量代谢增强。且 TH 一旦进入细胞内可能保持游离状态,或与低亲和力的胞质受体结合,或与高亲和力的核酸及线粒体结合,改善细胞代谢和肾循环,从而使肾基底膜得以恢复,加快病情缓解。左甲状腺素片系人工合成,作用时间长,不良反应少。

（梁思雯　钱　文　卢毅杨贝　张　春

孙　静　张　利　吴　凡）

参 考 文 献

[1] 徐虹,孙锟,李智平,等.临床药物治疗学:儿科疾病 [M].北京:人民卫生出版社,2016:238-242.

[2] 王卫平,孙锟,常立文.儿科学:9 版 [M].北京:人民卫生出版社,2018:327-331.

[3] 李端.药理学 [M].6 版.北京:人民卫生出版社,2007.

[4] 中华医学会.糖皮质激素类药物临床应用指导原则 [J].中华内分泌代谢杂志,2012,28（2）:增录 2a-1-32.

第三章 治疗药物的药学监护

第一节 利尿药治疗的药学监护要点

一、药学监护要点

（一）治疗前的监护

在药物治疗开始之前，药师应询问患者以下问题并进行评估：①是否存在药物、食物过敏史；②患者的疾病史以及是否正在服用其他药物，包括中药或营养、保健品；③是否存在高盐饮食等不良习惯；④是否存在电解质紊乱（如低血钾、低血氯、低血钠、低血钙等）及肝肾功能异常；⑤是否存在少尿或无尿的情况。

（二）治疗中的监护

1. 疗效监测　①监测患者的眼睑、双下肢水肿或全身性水肿消退情况；②每日监测尿量、体重变化；③监测尿蛋白。

2. 不良反应监测　①常见的是电解质紊乱，包括低血钾、低血钠、低血氯、低血钙，其中螺内酯可引发高钾血症；②偶见直立性低血压；③少见有过敏反应，包括皮疹、间质性肾炎，甚至心脏停搏；④还可见高血糖症、高尿酸血症；⑤大剂量、快速静脉注射呋塞米时（剂量 $> 4\sim15\mathrm{mg/min}$）可出现耳鸣、听力障碍，多为暂时性，少数为不可逆性，尤其与其他耳毒性药物联用时。

（三）治疗后的随访

应密切监测患儿的水肿消退情况以及电解质、血压、血糖、血尿酸、肝肾功能、听力情况。

药师通过跟踪患者的尿量、体重变化及水肿消退程度来评估患者的利尿治疗效果。当患者出现利尿效果不佳时，首先了解患者的用药依从性及饮食情况，如是否摄入高盐食物等。除患者自身因素外，还可分析发生利尿药抵抗的原因，为临床提供合理的调整药物治疗方案的参考建议。根据剂量调整后的指标变化情况评估疗效,确定最佳剂量,实现个体化给药。一旦发生利尿药抵抗,药师可结合患者情况给出个体化处理方案。改善利尿药抵抗的处理原则:①限制液体和钠的摄入;②增加利尿药的剂量或更换利尿药;③改变利尿药的给药途径和给药时间;④作用于不同靶点的利尿药联合使用;⑤积极纠正循环血容量不足;⑥尽量避免使用和利尿药有相互作用的药物。

(四)其他监护要点

对于重度水肿、有效循环血容量不足的患者,不宜直接使用袢利尿药,因利尿效果不佳,只会增加利尿药的肾脏损害,易出现血栓栓塞并发症。对此类患者建议采用先扩容,后利尿的方法。在患者的有效循环血容量得到纠正以后,方可单独应用利尿药。临床常用的扩容利尿药有白蛋白、血浆、低分子右旋糖酐等。白蛋白静脉滴注,同时加用呋塞米利尿,达到扩容利尿的目的,但白蛋白不应频繁应用,因为在输入后的 24~48 小时内白蛋白即全部由尿液排出体外,不但浪费,而且增加肾小球滤过及近曲小管蛋白重吸收的负担,从而进一步损伤肾脏功能。低分子右旋糖酐可与多巴胺注射液、呋塞米注射液混合后静脉滴注,通过扩容、改善肾脏微循环提高利尿效果。用药前应询问患者药物过敏史,高敏体质者不宜使用。用药过程中需严密监测患者的反应,患者的尿量多于 400ml/d 时方能应用,以免药物在肾小管中析出结晶,加重肾脏损害。此外,在配制该组液体时,需分别将 2 种注射液稀释后再混合,以防止两药的 pH 差异大而产生沉淀。

二、用 药 指 导

药师应就生活方式、饮食及用药情况对患者进行教育,保证患者安全合理用药,同时提高用药依从性。教育的内容可分为一般教育和用药教育两部分。

(一)一般教育

一般教育是指对患者的生活方式改变及饮食注意进行教育。

1. 生活方式改变　除高度水肿、严重高血压或者并发明显感染者宜短期卧床休息外,应鼓励患儿适当轻微活动,不宜长时间卧床休息,但应避免剧烈活动,不宜过度劳累。另外,卧床休息时也应注意变换体位、肢体活动,以免发生肺部感染或血管栓塞。

2. 注意饮食　对于轻至中度水肿者给予低盐饮食,活动期患者的盐摄入量为 1~2g/d,忌食一切用盐腌制的食品如咸菜、腐乳、咸蛋、咸肉等。对显著水肿和严重高血压患者应短期限制水、盐的摄入，饮食中除忌用一切用盐腌制的食品外，不允许另加食盐或酱油，甚至低盐饮食（钠供给量约 500mg/d）；除无盐饮食所忌用的食物外，尚忌用含钠量高的蔬菜及用碱做的馒头、糕点和饼干。病情缓解后不必继续限盐，不可长时间低盐甚至无盐饮食，以免出现低钠血症。同时，建议摄入优质蛋白，蛋白质摄入量为 1.5~2g/（kg·d），以高生物效价的动物蛋白（乳、鱼肉、蛋、禽、牛肉等）为宜。

（二）用药教育

指导患者安全用药。患儿在服用利尿药期间，应告知家属长期或大剂量服用利尿药容易引起电解质紊乱、低血压、听力障碍等不良反应，不可自行、长期、大剂量服用，应遵医嘱用药。应用利尿药期间，尤其是祥利尿药，应密切观察血、尿电解质变化，谨防低钠血症、低钾血症、代谢性碱中毒。大剂量使用时，需密切观察听力变化、肾功能情况。与有肾毒性、耳毒性的抗菌药合用时，肾毒性和耳毒性的发生率显著增加，应避免自行服用抗菌药。限制水和盐的摄入是控制肾病患者水肿的基础，利尿治疗需与限水、限盐结合，才能达到较好的治疗效果。但也需注意避免过度限水、限盐，否则易引起血容量不足和低钠血症，应遵医嘱给药，适当限制水和盐的摄入。

第二节 糖皮质激素治疗的药学监护要点

糖皮质激素是治疗肾病综合征的主要药物。糖皮质激素的品种选择、应用方式、剂量及疗程应根据患者是否是初发、非频复发、频复发、激素依赖及激素耐药等不同情况制定。

糖皮质激素的用药原则为以选择生物半衰期在 12~36 小时的中效制剂为宜，如泼尼松或泼尼松龙等，可以较快地诱导缓解。开始治疗时应足量、分次，尽快诱导尿蛋白转阴。尿蛋白转阴后的维持治疗阶段以隔日顿服为宜。维持治疗的时间不宜过短，应待病情稳定后再停药，以减少复发。

糖皮质激素的不良反应取决于剂量和时间，一般大剂量和长期应用容易导致不良反应的出现。

一、药学监护要点

（一）治疗前的监护

在药物治疗开始前，药师应该询问以下问题并对患者情况进行评估：

①是否对糖皮质激素存在过敏,防止交叉过敏,对某一种糖皮质激素类药物过敏者也可能对其他糖皮质激素过敏;②是否正在服用其他药物,避免药物之间的相互作用;③是否有低钾血症;④是否存在未控制或隐性的感染,如乙型肝炎、结核病等;⑤是否存在避免使用或者慎用糖皮质激素的病史,如青光眼、癫痫等。

(二)治疗中的监护

治疗中需监测电解质(如血钾水平)、血糖、血脂、血压、眼压、血肌酐值、肝功能、尿蛋白、24小时尿蛋白定量、血白蛋白以及水肿改善情况等,密切观察患者的感染症状、消化系统症状(如是否存在黑便等)、精神和情绪改变、眼底情况等。对于使用甲泼尼龙冲击治疗的患者,短时间内静脉注射大剂量甲泼尼龙(10分钟内用药超过500mg)会引起心律失常与心脏停搏等,建议在使用过程中进行心电监护,使用时间至少30分钟,最大剂量不超过1.0g/d。目前,对于使用糖皮质激素的人群是否要应用胃质子泵抑制剂(proton pump-inhibitor,PPI)预防胃黏膜损伤,相关指南并没有直接证据。但依据外源性糖皮质激素致溃疡作用的危险因素,建议给药剂量(以泼尼松为例)> 0.5mg/(kg·d)的人群应予以PPI预防胃黏膜损伤。因此,对于使用大剂量糖皮质激素冲击治疗的患儿应进行评估,必要时使用PPI。目前,儿童使用PPI的临床经验较少且观点不统一,多数临床数据集中于小儿胃食管反流和幽门螺杆菌(Hp)感染的治疗。在品种选择方面,数据较多的是奥美拉唑和兰索拉唑。而对于新一代PPI如泮托拉唑、雷贝拉唑和埃索美拉唑,尽管在成人的长期使用中证实其抑酸作用更强、疗效更好、可能的不良反应和药物相互作用更低,但在儿童尚需更多的临床试验数据来证明其有效性和安全性。

二、用 药 指 导

患者出院后需自行服用糖皮质激素,出院时药师应进行以下用药指导:

1. 口服糖皮质激素要遵医嘱服用,不可随意增减剂量。可与早餐或其他餐食同服,以防药物导致胃部不适。

2. 长期服用糖皮质激素不可骤然停药,具体原因如下:

(1)长期应用尤其是连日给药的患者,减量过快或突然停药时,由于糖皮质激素负反馈抑制垂体ACTH对促肾上腺皮质激素(ACTH)的分泌,可引起肾上腺皮质萎缩和功能不全。肾上腺皮质功能恢复的时间与糖皮质激素的使用剂量、用药期限和个体差异有关。停用糖皮质激素后,垂体分泌ACTH的功能需经 3~5 个月才恢复，肾上腺皮质恢复对 ACTH 起反应的功能需 6~9 个月甚至更久。

（2）停药反应。因患者对糖皮质激素产生依赖性或病情尚未完全控制，突然停药或减量过快而致原病复发或恶化。常需加大剂量再行治疗，待症状缓解后再逐渐减量、停药。

3. 儿童使用糖皮质激素可抑制生长和发育，应定期监测身高。长期每日使用糖皮质激素的患者可出现生长障碍，小剂量隔日疗法对患儿生长的影响相对较少，停用后通常会出现追赶生长。因此，肾病综合征患者需按医嘱进行随访，根据病情调整剂量，必要时减少剂量或停药。

4. 患者是否出现满月脸、水牛背、向心性肥胖、皮肤变薄、痤疮等，如果出现，这是由于物质代谢和水电解质代谢紊乱，要注意加强皮肤护理，减少创伤，痤疮可用清水擦洗，不可挤。

5. 糖皮质激素能降低机体防御能力，易诱发各种感染，注意做好预防感染，平时应防寒、保暖，适当体育锻炼、劳逸结合，注意个人卫生，定期做好室内空气消毒，少去公共场所等人员聚集的地方。

6. 服用激素后有部分患者会出现头痛、激动、失眠等情况，如果出现，嘱患者不要紧张，尽量放轻松，营造较好的休息环境。

7. 激素可使骨钙游离，形成骨质疏松，易伴发骨折，必要时需要补充钙剂或维生素 D 制剂，以减少该不良反应的发生。

第三节　免疫抑制剂治疗的药学监护要点

一、药学监护要点

患儿在使用免疫抑制剂时，应重点监护其常见不良反应，如胃肠道不良反应和骨髓抑制等。然而，不同的免疫抑制剂其重点监护要点有所不同，因此药师应对选用不同免疫抑制剂治疗的患儿进行个体化用药监护。不同免疫抑制剂的重点监护要点如下：

（一）环磷酰胺

环磷酰胺（CTX）常见的较轻不良反应有胃肠道反应（如食欲减退、恶心和呕吐）、肝功能损害以及脱发，较为严重的有骨髓抑制（白细胞减少较血小板减少常见）、膀胱毒性（可导致出血性膀胱炎，表现为膀胱刺激征、少尿、血尿及蛋白尿）及过量使用导致性腺损伤（男孩多见），青春期患者应慎用。CTX的不良反应与剂量相关，因此不可超剂量使用。患儿使用 CTX 期间应监测血常规，如白细胞计数 < 4.0×10^9/L 应调整剂量。由于 CTX 的代谢产物丙烯醛对尿路有刺激性，应用本品时应鼓励患者多饮水，大剂量冲击治疗时应进行水化、利尿，同时给予尿路保护剂美司钠，该药物可以与尿液中环磷酰胺和异环磷酰胺的 4- 羟基代谢产物、丙烯醛发生反应从而发挥保护作用。对于静脉应用 CTX 的患者，应用美司钠预防出血性膀胱炎，若出现肉眼血尿或非肾小球源性血尿应及时进行膀胱镜检查。用药时应每 2~4 周监测血常规并根据白细胞计数调整用药剂量。治疗期间需每月监测尿常规，停药后则需每 3~6 个月监测尿常规，以及时发现非肾小球源性血尿。

（二）环孢素

环孢素（CsA）通常使用 1 个月后起效，疗程为 6 个月或者更长，治疗 3 个月无效时应停药。其常见不良反应包括肝肾毒性反应，高血压，多毛，牙龈增生、肿胀，中枢神经系统反应，胃肠道反应等。CsA 治疗中最重要的问题是其肾毒性。CsA 可引起肾小管间质及肾血管的结构和功能改变，导致肾间质纤维化、血管透明样变、肾小球硬化等，即使 CsA 的血药浓度正常也可发生上述改变。CsA 的急性肾毒性与肾血流量下降有关，这种功能性的肾毒性通常不会引起永久性的肾损害。CsA 的急性肾毒性多呈剂量依赖性，CsA 减量或停用后可以恢复。CsA 的慢性肾毒性是 CsA 的主要副作用，主要表现为肾内小血管硬化和条索状间质纤维化。即使小剂量 CsA 亦可能有潜在肾毒性，因此长期使用 2~3 年者应行重复肾活检以判断是否有 CsA 的慢性肾毒性发生，同时监测血肌酐水平，较基础值增高 30% 以上时应减少 CsA 的用量。CsA 致肝损害的发生率为 5%~10%，多发生在用药后的前 3 个月内。服药期间还需定期监测其血药浓度，以全血谷浓度在 100~200ng/ml 为宜，不应超过 200ng/ml。一般用药 7 天后达到稳态血药浓度。由于 CsA 主要与脂蛋白结合，当患者的血胆固醇高于 7.8mmoL/L 时，CsA 很难达到有效组织浓度，因此使用 CsA 时应调整血胆固醇在 6.5mmoL/L 以下。CsA 既是 CYP3A4 的底物同时又是其抑制剂，当患者联合应用调血脂药时，需考虑与 CsA 间可能存在的相互作用，应及时换药或调整剂量。

（三）他克莫司

他克莫司（Tac）在人体内的药动学个体差异性较大，其用药剂量受患者的性别、年龄、体重指数、种族 / 民族、疾病状态、肝肾功能、饮食、合并用药及

CYP3A5 基因等多种因素的影响。FK 的治疗窗窄、血液浓度低，往往难以达到良好的治疗效果；血药浓度高容易出现肾功能损伤、高血压、高血糖、神经毒性等。因此，服用该药期间应定期检测血药浓度，一般推荐在术后早期、剂量调整后、从其他免疫抑制剂转化为他克莫司、合并用可能发生药物相互作用的药物后进行血药浓度监测。监测有效浓度范围为全血谷浓度为 5~10ng/ml，不应超过 20ng/ml。一般用药 3 天后达到稳态血药浓度。本品的药物不良反应较吗替麦考酚酯多，主要有心血管、神经、肾脏毒性，感染增多，消化道症状等，无明显的肝毒性及骨髓抑制毒性。若服药期间出现中毒征兆（如明显的不良反应），应及时就诊，经医师或药师同意可减少 FK 的用量，不可擅自减量或停药。另外，若患者使用环孢素治疗无效转换成他克莫司治疗时，他克莫司的首次给药通常是在停止环孢素 24 小时后才开始。如果环孢素的血药浓度过高，应延后他克莫司的首次给药。针对肝功能不全患者，对术前及术后肝损伤患者必须减量；针对肾功能不全患者，根据药动学特点无须调整剂量，但建议仔细监测肾功能，包括血清肌酐值、计算肌酐清除率及监测排尿量。血液透析不能降低他克莫司的血药浓度。服用本品时，每日服药 2 次，早上和晚上各服 1 次，最好用水送服，建议空腹或至少在餐前 1 小时或餐后 2~3 小时服用。

（四）吗替麦考酚酯

吗替麦考酚酯（MMF）的胃肠道不良反应较常见，且呈剂量依赖性，包括恶心、呕吐、便秘、腹痛和消化不良，减少药物剂量或停药后可缓解。若患儿初次服用 MMF 出现严重的胃肠道不适，建议患儿行腹部 CT 或肠镜等检查，以排除炎性肠病等病变。大剂量 MMF 治疗过程中可能合并各种细菌感染，如肺炎、淋巴结炎、疖肿和丹毒。加用敏感抗菌药可控制感染的患儿可不停用 MMF，严重者应将 MMF 减量或停用。MMF 代谢过程中存在肝肠循环，空腹服药可提高药物的生物利用度。但部分患者空腹服用可出现腹泻、腹胀、腹痛等，多在减量后好转，然后仍可逐渐加至原剂量服用。本药还可引起白细胞减少，白细胞< 30 000/L 时 MMF 的用量应减半；待白细胞计数恢复后，MMF 的剂量可考虑恢复到原剂量；如白细胞< 20 000/L 则应停药。如果出现中性粒细胞减少（绝对中性粒细胞计数< $1.3 \times 10^3/\mu l$），本品应暂停或减量。个别患者可出现贫血，减量后可恢复，但较快出现的严重贫血（如 2 周内血红蛋白下降达 20g/L）则应及时停药。用药期间还出现各种病毒性感染，如疱疹病毒感染，故应加用抗病毒药，严重者将 MMF 减量或停用。个别患者可出现一

过性谷丙转氨酶（GPT）升高，如不伴有黄疸可观察并继续用药，多可在 2~4 周内恢复正常。因此，用药开始时应每 2 周监测血常规、肝功能。用药过程中如无副作用出现，应每月定期检查血常规和肝功能；出现轻度异常时应至少每周检查 1 次，直至恢复正常后再改为每月 1 次；半年内无副作用可每 3 个月检查 1 次。

（五）硫唑嘌呤

硫唑嘌呤一般耐受性良好。常见不良反应包括胃肠道反应、骨髓抑制和感染。骨髓抑制呈剂量依赖性，减量或停药后可恢复。三系均可受累，但以白细胞减少更常见。此外，还可见嗜酸性粒细胞计数升高。硫唑嘌呤引起的白细胞减少可增加感染机会，除一般的致病微生物外，还可见巨细胞病毒、单纯疱疹病毒和人乳头瘤病毒感染。很多药物与硫唑嘌呤合用可发生相互作用，如与 ACEI 合用可增加白细胞减少和贫血的风险、与华法林合用可降低后者的疗效。此外，应尽量避免硫唑嘌呤与别嘌醇合用，否则硫唑嘌呤的剂量应减少 50%~75%。硫唑嘌呤不应与烷化剂合用，否则可增加严重的血液系统副作用和恶性肿瘤的发生风险。治疗的前 4 周应每 2 周监测血常规和肝功能，以后则每 4 周监测 1 次。如白细胞计数 $< 4.0 \times 10^9/L$ 则应停药。

（六）利妥昔单抗

利妥昔单抗的不良反应主要为输注反应，可能与细胞因子和 / 或其他化学介质的释放有关。主要出现于第 1 次静脉滴注，而且常出现在静脉滴注开始后的 30~120 分钟内。主要包括低血压、发热、畏寒、寒战、荨麻疹、支气管痉挛、舌或喉部肿胀感（血管性水肿）、恶心、疲乏、头痛、瘙痒、呼吸困难、鼻炎、呕吐、颜面潮红和病变部位疼痛等输液相关反应。与传统化疗药相比，利妥昔单抗较少发生恶心、呕吐、脱发、骨髓抑制等不良反应。针对利妥昔单抗引起的输注反应，当减慢或中断利妥昔单抗输注时不良反应一般可以消退，个别病例需要给予解热镇痛药、抗组胺药、输氧、输注生理盐水溶液或支气管扩张药和皮质类固醇等对症治疗。大多数情况下，当症状和体征完全消退后可通过降低 50% 的输注速率（如从 100mg/h 降至 50mg/h）继续进行输注。再次输注时应密切监护患者的不良反应发生情况，提前准备用于治疗超敏反应的药物（如肾上腺素、抗组胺药和皮质类固醇）以便迅速用于利妥昔单抗输注反应事件。用药期间每名患者均应被严密监护，特别是既往有心脏疾病和心肺不良反应的患者更应密切监护，对于出现呼吸系统症状或低血压的患者至少监护 24 小时。对出现严重不良反应，特别是严重呼吸困难、支气管痉挛和低氧血症的患者应立即停止静脉滴注。有肺功能不全或者肿瘤肺浸润病史的患者停药后必须进行胸部 X 线检查，所有症状消失和实验室检查恢复正常后才能继续静脉滴注，此时滴注速度不能超过原滴注速度的一半。如果再次发生相同的严重不良反应，应考虑停药。

（七）咪唑立宾（MZR）

咪唑立宾（MZR）的不良反应主要有腹痛、食欲缺乏等消化系统症状，皮疹等过敏反应，白细胞、血小板和红细胞减少等血液系统障碍。而白细胞计数在 3 000/mm^3 以下的患者使用本品可能会加重骨髓抑制，出现严重感染、出血倾向等严重不良反应，应禁用本品。患者使用本品期间应密切监测患者的血常规、肝肾功能等，若出现异常，应及时减量或停药，并给予适当处理。特别注意感染症状及出血倾向的出现或恶化，密切观察患者的状态。一部分患者使用咪唑立宾期间出现血尿酸水平明显升高，建议给予所有使用本品的患者相应的生活指导，包括低嘌呤饮食、多饮水、控制体重、适当活动等。

二、用 药 指 导

患儿使用免疫制剂期间抵抗力均有所降低，生活中应注意预防感染，避免接触感染、感冒、流感人群，坚持长期用生理盐水漱口，尤其要注意清除各个腔道部位的隐匿性感染灶（如咽炎、扁桃体炎、牙龈炎、鼻炎、鼻窦炎、中耳炎等），有感染征象者及时应用有效的抗菌药治疗；避免发生过敏性疾病，整个病程中都要防治蚊虫叮咬、过敏性皮炎、过敏性鼻炎等；避免接种活疫苗，一般预防接种应推迟到肾病综合征完全缓解且停用糖皮质激素或免疫抑制剂3 个月以后进行。同时告知患儿家属在服用免疫抑制剂期间容易出现的不良反应，如胃肠道不良反应、骨髓抑制、肝肾毒性、神经毒性等，服药期间应定期监测血常规、尿常规、肝肾功能等。针对不同患儿选用的免疫抑制剂应进行个体化用药指导，其中需要特别指导的是：

1. 使用环磷酰胺期间告知患儿家属其常见不良反应为胃肠道反应，严重不良反应有骨髓抑制及出血性膀胱炎，嘱患儿多饮水以减少不良反应的发生。若出现肉眼血尿应及时告知医护人员。并且服药期间应定期监测血常规和尿常规。

2. 服用他克莫司和环孢素期间应注意监测的不良反应为肾毒性和神经毒性。他克莫司的日剂量分 2 次服用，服药时间最好为空腹或至少进食前

1 小时或进食后 2~3 小时服用以达到最大吸收。环孢素的日剂量分 2 次服用，早上和晚上各服 1 次即可。如果漏服药物，一旦记起应立即补服；如果记起的时间已接近下次服药的时间，则按正常时间服药，且不要服用 2 倍剂量或额外增加剂量；不可随意增减剂量或停药，应遵医嘱规律服药。他克莫司和环孢素在人体内的个体差异性大，用药期间应定期监测血药浓度。

3. 食物会影响吗替麦考酚酯的疗效，建议空腹服用。服药期间的常见不良反应为胃肠道反应、白细胞减少，个别患者可出现一过性 GPT 升高，因此需定期监测血常规和肝功能。

第四节　其他药物治疗的药学监护要点

一、抗血小板药、抗凝血药和纤维蛋白分解药的药学监护要点

（一）药学监护要点

1. 治疗前的药学监护　抗血小板药、抗凝血药和纤维蛋白分解药在使用前应该明确以下问题：①患者是否正在服用其他药物；②是否有药物过敏史；③是否有呕血、血便、创伤以及牙龈出血状况。

2. 治疗中的药学监护　主要包括药物疗效、不良反应和药物相互作用方面的监护。例如肾病综合征患者由于血小板活化、凝血及纤溶系统异常，血液黏稠度增高，其血栓栓塞并发症的发生率较高，KDIGO 指南建议白蛋白（ALB）< 20g/L 的肾病综合征患者在常规治疗中降低血栓风险。在使用该类药物时，应检查血小板计数和其他凝血指标，观察患者是否有出血的临床征象，出现异常指标应立即停药。

3. 治疗后的药学监护　①仔细评估患儿的病史和状态，密切观察凝血酶原时间、D- 二聚体、部分凝血酶原时间和抗凝血酶原活性等指标，对患者的高凝状态进行评估；②肾病综合征患儿出院后应定期随访，对疾病进行评估，判断是否需要调整治疗方案。

（二）用药指导

1. 患儿应避免使用影响凝血系统的药物，如头孢孟多、头孢替坦、丙戊酸等，未经医师或药师许可，不可擅自使用。

2. 用药期间应定期监测血象，最初 3 个月内每 2 周 1 次，一旦出现白细胞或血小板计数下降应立即停药，并继续监测至恢复正常。服药期间若患儿受

伤且有致继发性出血的风险时,应暂停服药。

3. 皮下注射低分子量肝素的注意要点为患儿取卧位,注射部位为前外侧或后外侧腹壁的皮下细胞组织内,左右交替,针头应垂直而不是斜着进入捏起的皮肤皱褶。

二、血管紧张素转换酶抑制药的药学监护要点

(一)药学监护要点

1. 疗效监测 观察患儿在服用 ACEI 期间的血压和尿蛋白变化情况,监测尿常规等实验室指标的动态变化。

2. 不良反应监测 ①低血压:为最常见的不良反应,大多无症状,也可表现为头晕、视物模糊;②肾功能损害:可见血清肌酐升高,肾功能受损患儿应降低 ACEI 的剂量;③咳嗽:不能耐受的咳嗽通常是 ACEI 停药的主要原因,停药后 1~2 周可自行缓解;④血管性水肿:发生率低,以黑色人种多见,但可危及生命,对于有此类病史的患儿禁止使用;⑤血钾升高:长期服用可能引起血钾升高,应注意监测血钾水平,当血钾水平高于 5.5mmol/L 时应考虑减量或停药。

(二)用药指导

1. 此类药物引起咳嗽十分常见,持续性干咳给予镇咳药是无效的,勿擅自增加药物,宜及时咨询医师或请药师换药。

2. 服用此类药物期间均应监测患儿的血肌酐及血钾变化,宜每 1~2 周检测 1 次,若无异常变化,以后可酌情延长监测间隔。发现血肌酐或血钾异常增高,需及时处理。

3. 应监测各类药物可能出现的不良反应,避免发生直立性低血压,告诫患者避免突然站立,在服药后注意休息。

三、免疫增强剂的药学监护要点

(一)药学监护要点

1. 疗效监测 ①用药前应询问患儿的过敏史、家族过敏史;②服用左旋咪唑期间观察患儿的感染发生率是否降低,记录患儿的肾病综合征复发次数是否减少。

2. 不良反应监测 左旋咪唑可引起患者轻微的恶心、呕吐、腹痛等,少数患者可出现味觉障碍、疲惫、头晕、头痛、关节酸痛、低热、流感样综合征、皮

疹、光敏性皮炎等，个别可见粒细胞、血小板减少。因此，服药期间密切观测患儿的体征变化。

（二）用药指导

左旋咪唑说明书中该药物的适应证为对蛔虫、钩虫、蛲虫和粪类圆线虫病有较好疗效。研究提示，左旋咪唑对机体有免疫增强机制，中华医学会修订的《儿童激素敏感、复发／依赖肾病综合征诊治循证指南（2016）》提出对于常伴感染的频复发／激素依赖型肾病综合征，加用左旋咪唑可降低肾病综合征的复发风险。

四、调血脂药的药学监护要点

（一）药学监护要点

1. 疗效监测　肾病综合征患儿最常发生高胆固醇血症，其与肾病综合征的肾功能进展及心血管不良事件有关。临床常用的降低胆固醇的调血脂药中，他汀类为首选药物。他汀类药物又称羟甲基戊二酰辅酶 A 还原酶抑制剂，此类药物能够抑制合成胆固醇的关键酶的活性，使肝脏合成胆固醇减少。服药期间应定期检查患儿的血脂水平，观察指标是否降至正常水平，从而判断药物疗效。同时体内的血脂水平不能过低，因为血清胆固醇水平过低可降低细胞膜的弹性，增加脆性，导致血管壁脆弱。此外，胆固醇也是体内许多激素的原材料，这些激素对调节蛋白质、脂肪和糖代谢及电解质平衡都有重要影响。因此，胆固醇低于正常水平也不利于人体健康。

2. 不良反应监测　患儿在使用他汀类药物时，主要不良反应为胃肠道反应、呼吸道不适和头痛等症状，尤其此类药物引起的肌毒性和肝毒性应特别注意。

（1）肌毒性：他汀类药物的肌毒性的临床症状为肌病、肌痛和横纹肌溶解症，表现为急性、严重的肌肉组织破坏。他汀类药物相关的肌病的发生率为 2%~5%，横纹肌溶解症的发生率为 0.01%，发生率最高的为辛伐他汀、西立伐他汀，最低的为氟伐他汀。在治疗剂量下与肝药酶抑制剂类药物（环孢素、伊曲康唑、部分大环内酯类抗生素、HIV 蛋白酶抑制剂、抗抑郁药等）联合应用，洛伐他汀、普伐他汀、辛伐他汀、阿托伐他汀、瑞舒伐他汀等调血脂药的血药浓度显著增高，在服药后的 24 小时 ~6 个月内易发生肌毒性。因此，尽量避免他汀类药物与上述药物联合使用。在使用他汀类药物期间必须对肌肉损伤指标进行监测，如肌酸激酶作为骨骼肌最为敏感的指标，动态监测肌酸激酶水平有助于观察他汀类是否发生肌毒性以及预后的评估。一般在无症状肌病或肌酸激酶轻度升高(CK < 3~5ULN)时不建议停用他汀类药物,而当出现严重肌病或肌酸激酶明显升高(CK > 5ULN)时需停用他汀类药物。

(2)肝毒性:肝脏是合成和储存脂肪的重要器官,服用他汀类药物可增加胆固醇向胆汁中排泄,引起肝功能异常或胆石症。约有 2% 的病例发生肝功能指标异常,如谷丙转氨酶(GPT)及谷草转氨酶(GOT)升高,且呈剂量依赖性,减少剂量可使 GPT 及 GOT 回落。FDA 要求在服用他汀类药物治疗之前和之后都应适当进行肝功能检测。氨基转移酶功能不超过 3 倍 ULN 时,无须调整药物剂量;氨基转移酶升高 > 3 倍 ULN 时,须停止治疗,随访,再次重复检测肝功能,70% 的患者在停药后氨基转移酶恢复正常。

(二)用药指导

1. 他汀类药物的药理机制是抑制胆固醇合成,而胆固醇合成大部分在夜间进行,因此通常推荐在夜间或睡前使用他汀类药物。

2. 他汀类药物正常剂量的安全性好,但增加药物剂量其降脂作用会显著提高,同时不良反应也成倍增加。因此,大剂量服用他汀类药物时需有专业医师或药师指导,依据个体情况,权衡利弊后增减药物剂量。

3. 此类药物单独治疗降血脂疗效很好,随意联合用药会增加不良反应的发生风险,如他汀类调血脂药不宜与环孢素、伊曲康唑、阿奇霉素等药物联合服用。

4. 在服用他汀类药物期间应定期监测肝功能和肌酸激酶水平,若出现肝功能不全征象、肌肉不适、排褐色尿,应立即就医。

五、甲状腺激素替代治疗的药学监护要点

甲状腺功能减退症主要使用左甲状腺素进行替代治疗,甲状腺片因其甲状腺激素含量不稳定,现已少用。左甲状腺素的剂量取决于患者甲状腺功能减退的程度、病因、年龄、体重等因素,儿童的替代剂量按体重计算约为 $2.0\mu g/(kg \cdot d)$。

(一)药学监护要点

1. 治疗前的监护 在药物治疗开始前,药师应该询问以下问题并对患者情况进行评估:①询问患者用药史,了解患者是否使用碳酸锂、胺碘酮、硫脲类、磺胺类、对氨基水杨酸、过氯酸钾、保泰松、硫氰酸盐、酪氨酸激酶抑制剂等可能会影响甲状腺功能的药物,排除药物导致的甲状腺激素降低;②检测

患者的血清 TSH、FT_3、FT_4、血常规（判断是否合并贫血）、总胆固醇、甘油三酯、低密度脂蛋白胆固醇等指标；③由于本品含有乳糖，使用前应询问病史，对于患有罕见的遗传性半乳糖不耐受症、Lapp 乳糖缺乏症或葡萄糖 - 半乳糖吸收障碍的患者不得服用本品；④检测患者的心功能、骨龄 X 线检查等；⑤监测药物相互作用，如卡马西平、苯妥英等可增加左甲状腺素的肝脏代谢，与左甲状腺素联合使用期间密切监测甲状腺激素参数。

2. 治疗中的监护　左甲状腺素替代治疗后 4~8 周监测血清 TSH，治疗达标后每 6~12 个月复查 1 次或根据临床需要决定监测频率。对于肾病综合征导致甲状腺功能减退的患者治疗目标应个体化。替代治疗过程中要注意避免用药过量导致临床甲亢或亚临床甲亢。

（二）用药指导

药师应对服用左甲状腺素的患者给予以下用药指导：

1. 请于早餐前半小时将一日总剂量一次性用水送服，对于服药存在困难的儿童可用适量水将药片捣碎制成混悬液服用，且务必保证在用药前临时进行，得到的药物混悬液可再用适量的水送服。服药后的半小时内避免其他药物、食物的摄入。

2. 本药起效缓慢，患儿需服药几周后才能达到最高药效，在治疗开始阶段需要每隔 4~8 周检测相关激素指标，以便观察药物治疗效果，调整用药剂量，监测有关药物不良反应。在之后的继续服药期间，仍需每隔 6~12 个月到门诊复查 1 次相关激素指标。

3. 在药物治疗过程中，患者不要随意调整药物用量或者停用药物，调整用量或者停用药物均应征求专业医师或药师的意见。

4. 如果患者同时服用含钙、铁或铝的药物，应与左甲状腺素片间隔 4~5 小时。

5. 如果患者同时服用抗结核药、抗癫痫药等其中的 1 种或多种，请及时通知医师或药师，以便医护人员更好地设计治疗方案。

6. 如果服药期间出现如心慌、头痛、无力、发热、坐立不安、失眠多汗、腹泻等症状，应及时联系医师或药师，以免发生本可以避免的药物不良反应。

第五节 案 例 分 析

案例 1

病史摘要

一般项目:患儿,男,7岁,体重20kg。主诉:咳嗽5天,发热、尿蛋白(+)3天。

1. 问诊与检查

(1)病史。①现病史:患儿于入院5天前无明显诱因出现干咳,3天前患儿出现发热,体温最高39.6℃,自测尿蛋白(+),在当地医院门诊诊断为肺炎支原体肺炎、肾病综合征,给予乳糖酸红霉素等药物抗感染治疗,未见明显好转而入院。②既往史:患儿于2016年7月在当地医院诊断为原发性肾病综合征,先后给予泼尼松、环磷酰胺冲击治疗,尿蛋白持续阳性。2017年8月行肾活检示C1q肾病,开始调整治疗方案为环孢素[早上50mg(2粒),晚上25mg(1粒),p.o.]、泼尼松[10mg(2片),q.o.d.,p.o.]、双嘧达莫[25mg(1片),t.i.d.,p.o.]、辛伐他汀[5mg(1片),q.n.,p.o.]、维D钙咀嚼片[0.75g(1片)/次,q.d.,p.o.],治疗期间尿蛋白转阴,治疗方案维持至今。③个人史、家族史无特殊。

(2)入院查体。体温(T)38.2℃,脉搏(P)116次/min,呼吸(R)31次/min,血压(BP)125/80mmHg,双肺呼吸音粗,右上肺可闻及细湿啰音,全身未见明显水肿,神清,精神可,肝脾肋下未及,大便正常。①当地医院门诊辅助检查:2017年10月7日血常规结果示白细胞$9.0×10^9$/L,中性粒细胞百分比72.4%,血红蛋白123g/L,血小板$323×10^9$/,C反应蛋白(CRP)12mg/L。②住院期间辅助检查:2017年10月10日(入院第1天)生化检查结果示谷丙转氨酶(GPT)107U/L,谷草转氨酶(GOT)100U/L,总蛋白63.9g/L,白蛋白43.7g/L,总胆红素4.8μmol/L,尿素4.08mmol/L,肌酐34μmol/L,胆固醇7.8μmol/L,电解质基本正常;镜检尿常规结果示蛋白(+~++),红细胞0~2个/HP,白细胞0~2个/HP,管型0个/HP,24小时尿蛋白定量600mg;凝血功能基本正常;CsA浓度270ng/ml;肺炎支原体抗体滴度1:160;胸部X线检查结果示双肺纹理增粗,右下肺呈网点状阴影。2017年10月15日(入院第5天)血常规结果示白细胞$7.0×10^9$/L,

中性粒细胞百分比 65.4%，血红蛋白 125g/L，血小板 350×10^9/L，CRP 7mg/L；CsA 浓度 100ng/ml；镜检尿常规结果示蛋白（+），红细胞 0~2 个 /HP，白细胞 0~1 个 /HP，管型 0 个 /HP，24 小时尿蛋白定量 400mg。2017 年 10 月 20 日（入院第 10 天）生化检查结果示谷丙转氨酶（GPT）47U/L，谷草转氨酶（GOT）40U/L，总蛋白 62g/L，白蛋白 44g/L，总胆红素 3.8μmol/L，尿素 5.08mmol/L，肌酐 38μmol/L，胆固醇 6.5μmol/L，电解质基本正常；镜检尿常规结果示蛋白（−），红细胞 0 个 /HP，白细胞 0~1 个 /HP，管型 0 个 /HP。

（3）临床诊断为肺炎支原体肺炎；肾病综合征（C1q 肾病）。

2. 治疗过程　患者入院第 1 天调整治疗方案，使用阿奇霉素治疗支原体感染，加用还原型谷胱甘肽保肝。经过上述治疗，患儿的体温正常、咳嗽减轻、尿蛋白转阴、肝功能恢复正常，于入院第 10 天出院。

3. 初入院患者药学查房　临床药师询问、记录患者一般资料、患者入院状况、肾病综合征的主要治疗药物等情况，并填写表 3-1"儿童肾病综合征患者入院药学评估表"。

4. 初入院患者药学查房小结　患者在外院已使用乳糖酸红霉素 4 天，考虑红霉素通过细胞色素 P450 同工酶（CYP）代谢，能抑制细胞色素 P450 氧化酶的同工酶，从而减慢环孢素在肝内的代谢，同时红霉素能抑制小肠蠕动，2 个因素均可能导致环孢素的浓度增加，建议监测环孢素的血药浓度。

5. 住院患者药学监护　填写表 3-2"儿童肾病综合征患者住院期间药学评估表"。①关注环孢素的血药浓度监测结果，必要时调整治疗方案；②关注发热、咳嗽、血常规中白细胞、中性粒细胞等感染性症状和指标，评估抗感染治疗效果；③关注尿蛋白、血压、血糖、总胆固醇、电解质、肝肾功能等指标，评估肾病综合征的治疗效果以及相关治疗药物可能引起的不良反应。

6. 住院患者药学监护小结

（1）入院第 1 天环孢素的血药浓度为 270ng/ml，提示红霉素与环孢素有相互作用，调整抗感染治疗方案为阿奇霉素；入院第 5 天环孢素的血药浓度为 100ng/ml，恢复正常。

（2）经阿奇霉素抗感染治疗 3 天，患者的体温正常，第 6 天咳嗽、啰音好转，抗感染治疗有效。

（3）患者入院后第 10 天尿蛋白转阴,经该方案治疗患儿肾病综合征控制良好。

（4）经保肝治疗,患者的肝功能正常。

7. 出院患者药学教育　患者出院,药师告知药物使用方法、注意事项以及出院后需进行监测的相关指标,详见表3-3。

表3-1　儿童肾病综合征患者入院药学评估表

科室:×××　　　病区:×××　　　床号:×××　　　住院号:×××

患者一般资料	姓名:×××　　性别:男　　年龄:7 岁　　体重:20kg 联系方式:×××　　肾病综合征确诊时间:1 年 其他疾病:□无　☑有:肺炎支原体肺炎 入院时间:2017 年 10 月 10 日 入院诊断:1. 肺炎支原体肺炎 　　　　　2. 肾病综合征
患者入院状况	水肿:无　　　　尿量:正常　　　小便颜色:正常 尿蛋白:弱阳性　　饮食情况:□正常 ☑优质蛋白 □低盐 面容:□正常 ☑库欣面容
肾病综合征的主要治疗药物	糖皮质激素:□无　☑有:泼尼松 10mg q.o.d. p.o. 免疫抑制剂:□无　☑有:环孢素早上 50mg(2 粒),晚上 25mg(1 粒)p.o. 抗凝血药及纤维蛋白分解药:□无　☑有:双嘧达莫 25mg(1 片)t.i.d. p.o. 免疫增强剂:☑无　□有: 血管紧张素转换酶抑制药:☑无　□有: 调血脂药:□无　☑有:辛伐他汀 5mg(1 片)q.n. p.o. 中医药治疗:☑无　□有: 其他药物:□无　☑有:维 D 钙咀嚼片 0.75g(1 片)/次 q.d. p.o.
其他疾病的治疗药物	□无　☑有:注射用乳糖酸红霉素
治疗期间的自行监测情况	血压监测:☑经常　□偶尔　□不监测 尿量监测:☑经常　□偶尔　□不监测 尿蛋白监测:☑经常　□偶尔　□不监测 小便颜色观察:☑经常　□偶尔　□不监测

续表

既往用药了解情况	适 应 证：□好　☑较好　□一般　□较差　□不理解 用法用量：□好　☑较好　□一般　□较差　□不理解 注意事项：□好　□较好　☑一般　□较差　□不理解 不良反应：□好　☑较好　□一般　□较差　□不理解
用药依从性	□好　☑较好　□一般　□较差　□不理解
药物过敏史	☑无　□有：
药物不良反应史	□无　☑有：在外院门诊使用注射用乳糖酸红霉素时腹痛、呕吐明显；患儿本次血压、肝功能异常不排除与环孢素相关
对肾病综合征的了解程度	□好　☑较好　□一般　□较差　□不理解

家属签名：×××　　临床药师签名：×××　　时间：2017 年 10 月 10 日

表 3-2　儿童肾病综合征患者住院期间药学评估表

科室：×××　　病区：×××　　床号：×××　　住院号：×××

姓名：×××　　性别：男　　年龄：7 岁　　体重：20kg

入院时间：2017 年 10 月 10 日

诊断：1. 肺炎支原体肺炎

　　　2. 肾病综合征

	药品名称	用法用量	用药时间
药品	环孢素	早上 50mg, 晚上 25mg, p.o	2017 年 8 月 5 日—
	泼尼松	10mg, q.o.d., p.o.	2017 年 8 月 5 日—
	双嘧达莫	25mg/ 次，t.i.d.，p.o.	2017 年 8 月 5 日—
	维 D 钙咀嚼片	0.75g（1 片）/ 次，q.d., p.o.	2017 年 8 月 5 日—
	辛伐他汀	5mg/ 次，q.n., p.o.	2017 年 8 月 5 日—
	阿奇霉素	0.2g/ 次，q.d., p.o.	2017 年 10 月 10—12 日 2017 年 10 月 17—19 日
	还原型谷胱甘肽	0.6g/ 次，q.d.，iv.gtt	2017 年 10 月 10—20 日

续表

疗效/不良反应相关指标/症状	监测时间	重点监测结果	疗效/不良反应评估
发热	每天	至入院第3天患者的体温正常	阿奇霉素抗感染治疗有效
咳嗽	每天	至入院第6天咳嗽较前减轻	
啰音	每天	至入院第6天右上肺啰音较前减少	
血常规	入院第5天	正常	
CRP	入院第5天	正常	
尿蛋白	每天	入院第10天尿蛋白转阴	肾病综合征治疗有效
尿量	每天	正常	
小便颜色	每天	正常	
肝功能	入院第1天	异常:(GPT)107U/L,(GOT)100U/L	保肝治疗有效
	入院第10天	正常	
腹痛、呕吐	每天	入院后未见	停用红霉素后胃肠道不良反应好转
环孢素的血药浓度	入院第1天	异常:270ng/ml	停用乳糖酸红霉素后环孢素的血药浓度恢复正常、血压恢复正常,治疗期间未见其他不良反应
	入院第5天	正常:100ng/ml	
血压	每天	至入院第4天正常	
总胆固醇	入院第1天	正常	
血糖	入院第1天	正常	
电解质	入院第1天	正常	

临床药师签名:×××

相关指标/症状

表3-3 儿童肾病综合征患者出院用药指导表

科室：××× 病区：××× 床号：××× 住院号：×××

姓名：××× 性别：男 年龄：7岁 体重：20kg
出院日期：2017年10月20日
主要诊断：1. 肺炎支原体肺炎
2. 肾病综合征

	药品名称	用药目的	用法用量	注意事项
1	环孢素	抑制免疫，治疗肾病综合征	早上50mg（2片），晚上25mg（1片），口服	环孢素的血药浓度受其他药物、饮食等多种因素的影响，如患者需服用其他药物请咨询医师、药师。本药物为油性制剂，建议餐时或餐后半小时以内口服
2	泼尼松	抑制免疫，治疗肾病综合征	10mg（2片）/次，隔天1次，口服	1. 早晨8点服药，降低对肾上腺素轴的影响。2. 注意休息，避免感冒、感染；调节饮食，避免食欲亢奋导致摄入热量过多；注意观察患者是否出现胃肠道、眼部不适
3	双嘧达莫	抗凝，治疗肾病综合征的并发症	25mg（1片）/次，一天3次，口服	饭前服用
4	维D钙咀嚼片	预防糖皮质激素导致的骨质疏松不良反应	0.75g（1片）/次，一天1次，口服	监测血钙
5	辛伐他汀	降血脂	0.5mg（1片）/次，每晚1次，口服	监测肝功能
6	阿奇霉素干混悬剂	抗感染	一次0.2g（2包），一天1次，口服	服药时间：2017年10月23—25日

监测项目	监测目的
尿蛋白	评估治疗效果，可自行每天监测
血压	评估治疗效果、不良反应，可自行每天监测

续表

监测项目	监测目的
尿常规	评估治疗效果、不良反应,医院监测
生化	评估治疗效果、不良反应,医院监测,关注肝肾功能、电解质等
环孢素的血药浓度	评估治疗效果、不良反应,医院监测

备注:

(1)家长应督促患儿按时服药。如果患儿忘记服药,在当天记起后,应立即服用1次的量;如果第2天记起,无须补上前一天的药量,仍然按平常的服用方法,切记在任何情况下都不要加倍服药。

(2)密切监测尿蛋白、观察尿量以及小便颜色,评价药物治疗效果。

(3)定期监测患儿的血糖、血压、血脂及电解质状况,及时发现泼尼松、环孢素等药物可能导致的不良反应。

(4)合理饮食:除少数水肿、严重高血压有时需短期限制盐外,应鼓励尽量正常盐饮食,不可长时间低盐甚至无盐饮食,以免出现低钠血症。

(5)拒绝偏方、秘方。

(6)遵照医嘱按规定的时间复诊。

临床药师签名:×××　　临床药师联系方式:×××

案例2

病史摘要

一般项目:患儿,男,6岁,体重20kg。主诉:患者诊断肾病综合征8周,双眼睑及双下肢水肿加重2天。

1. 问诊与检查

(1)病史。①现病史:患儿8周前诊断为原发性肾病综合征,给予泼尼松20mg b.i.d.[2mg/(kg·d)]口服,用药期间监测尿蛋白在(+)~(++)波动;2天前患儿双眼睑及双下肢水肿加重。②既往史:患者体健,偶有感冒。③个人史、家族史无特殊。

(2)入院查体。T 36.5℃,P 108次/min,R 32次/min,BP 105/73mmHg,患者双眼睑、下肢水肿,饮食、精神可,无皮疹和皮肤出血点,全身浅表淋巴结未及肿大,一般情况可。住院期间辅助检查如下:

1)2018年5月6日(入院第1天):血常规结果示WBC $9.8×10^9$/L,N 44.6%,Hb 133g/L,PLT $314×10^9$/L;生化结果示谷丙转氨酶(GPT)40U/L,

谷草转氨酶(GOT)42U/L,总蛋白58.3g/L,白蛋白32g/L,总胆红素4.8μmol/L,尿素5.24mmol/L,肌酐32μmol/L,胆固醇10.2μmol/L,电解质基本正常;镜检尿常规结果示蛋白(+++),红细胞0~6个/HP,白细胞0~2个/HP,管型0个/HP,24小时尿蛋白定量2 000mg;凝血功能基本正常。

2)2018年5月9日(入院第4天):肾活检病理报告结果示符合微小病变型肾病;光镜检查结果示穿刺组织可见>40个肾小球,绝大多数肾小球的结构和形态基本正常,少数肾小管近端上皮细胞可见空泡样变性,肾间质和血管未见明显异常;免疫荧光结果示IgG(-),IgA(-),IgM(+),C3(-),C4(-),C1q(-),Fb(+)。

3)2018年5月14日(入院第9天):他克莫司的血药浓度为2.4ng/ml。

(3)临床诊断为肾病综合征(激素耐药型)。

2. 治疗过程　患儿入院诊断为肾病综合征(激素耐药型),由于患儿水肿,加用氢氯噻嗪利尿,并根据病理结果调整治疗方案:加用他克莫司0.5mg q12h.(0.05mg/kg)口服、泼尼松的剂量调整为2mg/kg q.o.d.,患儿的尿蛋白在(+)~(++)波动,监测他克莫司的血药浓度为2.4ng/ml。调整他克莫司的剂量为1mg q12h.(0.1mg/kg)口服,患者的尿蛋白呈弱阳性,于入院第12天出院。

3. 初入院患者药学查房　临床药师询问、记录患者一般资料、患者入院状况、肾病综合征的主要治疗药物等情况,并填写表3-4"儿童肾病综合征患者入院药学评估表"。

4. 初入院患者药学查房小结　①患者的用药依从性较好,每天按时与按量服用药物,排除患者使用足量激素治疗效果不佳与患者的用药依从性差相关;②家长诉患者服用激素后食欲增加,且患儿较服药前易出现精神兴奋,上述症状不排除激素导致的不良反应,在激素的使用过程中未出现腹痛、黑便、眼痛、视物模糊等不良反应,日常监测血压均正常;③患者足量激素使用8周尿蛋白未转阴,考虑激素耐药型肾病综合征,医师已行肾脏穿刺病理检查,根据病理结果进一步调整治疗方案。

5. 住院患者药学监护　填写表3-5"儿童肾病综合征患者住院期间药学评估表"。①关注肾脏穿刺病理结果,必要时调整治疗方案;②关注他克莫司的血药浓度;③关注尿蛋白、血压、血糖、总胆固醇、电解质、肝肾功能等指标,评估肾病综合征的治疗效果以及相关治疗药物可能引起的不良反应。

6. 住院患者药学监护小结

（1）患者的病理结果为微小病变型肾病，结合患者使用足量激素治疗效果不明显，调整免疫抑制剂方案，加用他克莫司，减少泼尼松的剂量。

（2）患者的免疫治疗方案调整后，尿蛋白较前好转，在（+~++）波动。考虑他克莫司的体内代谢存在个体差异，监测其血药浓度，并调整剂量。

（3）患者入院后第 12 天尿蛋白转弱阳性，经新方案治疗患儿的肾病综合征症状有所缓解。

7. 出院患者药学教育　患者出院药师告知药物使用方法、注意事项以及出院后需进行监测的相关指标，详见表 3-6。

8. 患者出院后随访小结　患者出院 1 周后门诊监测他克莫司的血药浓度达标，且患者的尿蛋白转阴，治疗方案有效。维持他克莫司的剂量为 1mg b.i.d. p.o.，减少泼尼松的剂量至 35mg q.o.d. p.o.。出院随访用药指导详见表 3-7。

表 3-4　儿童肾病综合征患者入院药学评估表

科室：×××　　病区：×××　　　床号：×××　　　住院号：×××

患者一般资料	姓名：×××　　　性别：男　　　年龄：6 岁　　　体重：20kg 联系方式：×××　　　肾病综合征确诊时间：8 周 其他疾病：☑无　□有 入院时间：2018 年 5 月 6 日 入院诊断：肾病综合征（激素耐药型）
患者入院状况	水肿：有　　　尿量：正常　　　小便颜色：正常 尿蛋白：阳性　　饮食情况：☑正常　☑优质蛋白　□低盐 面容：□正常　☑库欣面容
肾病综合征的主要治疗药物	糖皮质激素：□无　☑有：泼尼松 20mg b.i.d. p.o. 其他免疫抑制剂：☑无　□有 抗凝及纤溶药物：□无　☑有：双嘧达莫 25mg（1 片）t.i.d. p.o. 免疫增强剂：☑无　□有： 血管紧张素转换酶抑制药：☑无　□有： 调血脂药：□无　☑有：辛伐他汀 5mg（1 片）q.n. p.o. 中医药治疗：☑无　□有： 其他药物：□无　☑有：维 D 钙咀嚼片 0.75g（1 片）/次 q.n. 嚼服；L-谷氨酰胺呱仑酸钠颗粒 0.33g（半袋）/次 t.i.d. p.o.

续表

其他疾病的治疗药物	☑无　　□有
治疗期间的自行监测情况	血压监测:☑经常　□偶尔　□不监测 尿量监测:☑经常　□偶尔　□不监测 尿蛋白监测:☑经常　□偶尔　□不监测 小便颜色观察:☑经常　□偶尔　□不监测
既往用药了解情况	适应证:□好　☑较好　□一般　□较差　□不理解 用法用量:□好　☑较好　□一般　□较差　□不理解 注意事项:□好　☑较好　□一般　□较差　□不理解 不良反应:□好　☑较好　□一般　□较差　□不理解
用药依从性	□好　☑较好　□一般　□较差　□不理解
药物过敏史	☑无　□有:
药物不良反应史	□无　☑有:服药期间患者的食欲增加,且患者出现精神兴奋,很有可能与足量使用泼尼松相关
对肾病综合征的了解程度	□好　☑较好　□一般　□较差　□不理解

家属签名:×××　　临床药师签名:×××　　时间:2018 年 5 月 6 日

表 3-5　儿童肾病综合征患者住院期间药学评估表

科室:××××××　　病区:×××　　床号:×××　　住院号:×××

姓名:×××　　性别:男　　年龄:6 岁　　体重:20kg　　入院时间:2018 年 5 月 6 日
诊断:肾病综合征激素耐药型

	药品名称	用法用量	用药时间
药品	泼尼松	20mg, b.i.d., p.o.	2018 年 3 月 15 日—5 月 6 日
	泼尼松	40mg, q.o.d., p.o.	2018 年 5 月 9 日—
	他克莫司	0.5mg, q12h., p.o.	2018 年 5 月 9—14 日
	他克莫司	1mg, q12h., p.o.	2018 年 5 月 14 日—
	双嘧达莫	25mg, t.i.d., p.o.	2018 年 3 月 15 日—
	维 D 钙咀嚼片	0.75g(1 片)/ 次, q.n., 嚼服	2018 年 3 月 15 日—

续表

药品	药品名称	用法用量	用药时间	
	辛伐他汀	5mg, q.n., p.o.	2018 年 3 月 15 日—	
	L- 谷氨酰胺呱仑酸钠颗粒	0.33g(半袋)/次, t.i.d., p.o.	2018 年 3 月 15 日—	
	贝那普利	5mg, q.d., p.o.	2018 年 5 月 9 日—	

相关指标/症状	疗效/不良反应相关指标/症状	监测时间	重点监测结果	疗效/不良反应评估
	血常规	入院第 1 天	正常	1. 患者肾病综合征治疗期间未见明显的感染症状，结合相关辅助检查(如白细胞、中性粒细胞、CRP)提示患者的尿蛋白持续阳性与感染不相关。 2. 患者使用泼尼松治疗 8 周，肝肾功能、血糖均正常，未见与激素相关的不良反应发生
	CRP	入院第 1 天	正常	
	肝功能	入院第 1 天	正常	
	肾功能	入院第 1 天	正常	
	血压	每天	正常	
	总胆固醇	入院第 1 天	10.2μmol/L	
	血糖	入院第 1 天	正常	
	电解质	入院第 1 天	正常	
	尿蛋白	每天	入院第 12 天尿蛋白转弱阳性	肾病综合征调整治疗方案有效
	尿量	每天	正常	
	小便颜色	每天	正常	
	他克莫司的血药浓度	入院第 9 天	异常：2.4ng/ml	患者加用他克莫司，监测他克莫司的血药浓度低于目标值，排除与药物相互作用相关，考虑与个体代谢相关，加大他克莫司的剂量

临床药师签名：×××

表3-6　儿童肾病综合征患者出院用药指导表

科室：×××　　病区：×××　　床号：×××　　住院号：×××

姓名：×××　　性别：男　　年龄：6岁　　体重：20kg　　出院日期：2018年5月17日			
主要诊断：肾病综合征激素耐药型			
药品名称	**用药目的**	**用法用量**	**注意事项**
1 他克莫司	抑制免疫，治疗肾病综合征	1mg（2片）/次，一天2次（早晨和晚上），口服	1. 由于食物影响该药物的吸收，建议空腹服用或餐前1小时或餐后2~3小时服用。 2. 由于该药物与食物（如葡萄柚汁）、其他药物［如氟康唑、伊曲康唑和伏立康唑，钙通道阻滞剂（如地尔硫䓬、维拉帕米），大环内酯类抗生素（如克拉霉素、红霉素），奥美拉唑等］可能有相互作用，影响该药物的血药浓度，建议使用上述药物前咨询医师或药师
2 泼尼松	抑制免疫，治疗肾病综合征	40mg（8片）/次，隔天1次，口服	1. 早晨8点服药，以降低该药物对肾上腺素轴的影响。 2. 注意休息，避免感冒、感染；调节饮食，避免食欲亢奋导致摄入热量过多；注意观察患者是否出现胃肠道、眼部不适
3 L-谷氨酰胺呱仑酸钠颗粒	保护胃黏膜	0.33g（半袋）/次，一天3次，口服	建议空腹时直接口服，避免用水冲服
4 双嘧达莫	抗凝，治疗肾病综合征的并发症	25mg（1片）/次，一天3次，口服	饭前服用
5 贝那普利	降尿蛋白	5mg（1片）/次，一天1次，口服	随访监测血压、血钾

续表

	药品名称	用药目的	用法用量	注意事项
6	维 D 钙咀嚼片	预防糖皮质激素导致的骨质疏松不良反应	0.75g（1 片）/次，每天睡前嚼服	随访监测血钙
7	辛伐他汀	降血脂	5mg（1 片）/次，每晚 1 次，口服	随访监测肝功能

监测项目	监测目的
尿蛋白	评估治疗效果，可自行每天监测
血压	评估治疗效果、监测药物不良反应，可自行每天监测
尿常规	评估治疗效果、监测药物不良反应，医院监测
生化	评估治疗效果、监测药物不良反应，医院监测，关注肝肾功能、电解质等
他克莫司的血药浓度	患者本次住院期间他克莫司的血药浓度未达标，已增加他克莫司的剂量。1 周后门诊再次监测他克莫司的血药浓度，评估治疗效果、监测药物不良反应

备注：

（1）家长应督促患儿按时服药。如果患儿忘记服药，在当天记起后，应立即服用 1 次的量；如果第 2 天记起，无须补上前一天的药量，仍然按平常的服用方法，切记在任何情况下都不要加倍服药。

（2）密切监测尿蛋白、观察尿量以及小便颜色，评价药物治疗效果。

（3）定期监测患儿的血糖、血压、血脂及电解质状况，及时发现泼尼松、他克莫司等药物可能导致的不良反应。

（4）合理饮食：除少数水肿、严重高血压有时需短期限制盐外，应鼓励尽量正常盐饮食，不可长时间低盐甚至无盐饮食，以免出现低钠血症；优质蛋白如鱼、虾、瘦肉、蛋类、奶类等。

（5）拒绝偏方、秘方。

（6）遵照医嘱按规定的时间复诊。

临床药师签名：×××　　临床药师联系方式：×××

表3-7　儿童肾病综合征患者出院随访用药指导表

科室：×××　　病区：×××　　床号：×××　　住院号：×××

患者一般资料	姓名：×××　　性别：男　　年龄：6岁　　体重：20kg 联系方式：×××　　肾病综合征确诊时间：8周20天 其他疾病：☑无　□有 诊断：肾病综合征（激素耐药型） 入院：2018年5月6日　　出院：2018年5月17日
患者状况	水肿：☑无　□有　尿量：正常　小便颜色：正常 尿蛋白：转阴　　饮食情况：☑正常　☑优质蛋白　□低盐 面容：□正常　□浮肿　☑库欣面容
主要治疗药物	糖皮质激素：□无　☑有：泼尼松35mg，隔天1次，口服 其他免疫抑制剂：□无　☑有：他克莫司1mg（0.1mg/kg），每12小时1次，口服 抗凝及纤溶药物：□无　☑有：双嘧达莫25mg（1片），每天3次，口服 免疫增强剂：☑无　□有： 血管紧张素转换酶抑制药：□无　☑有：贝那普利5mg，每天1次，口服 调血脂药：□无　☑有：辛伐他汀5mg（1片），每晚1次，口服 中医药治疗：☑无　□有： 其他药物：□无　☑有：维D钙咀嚼片1片/次，每晚睡前嚼服；L-谷氨酰胺呱仑酸钠颗粒半袋/次，t.i.d.，p.o.
指标监测情况	血压监测：☑经常　□偶尔　□不监测　结果：☑正常　□异常 尿量监测：☑经常　□偶尔　□不监测　结果：☑正常　□异常 尿蛋白监测：☑经常　□偶尔　□不监测　结果：☑正常　□异常 小便颜色观察：☑经常　□偶尔　□不监测　结果：☑正常　□异常 他克莫司的血药浓度监测结果：6ng/ml
对药物适应证的了解情况	适应证：□好　☑较好　□一般　□较差　□不理解 用法用量：□好　☑较好　□一般　□较差　□不理解 注意事项：□好　☑较好　□一般　□较差　□不理解 不良反应：□好　☑较好　□一般　□较差　□不理解
用药依从性	□好　☑较好　□一般　□较差　□不理解
药物不良反应	□无　☑有：服药期间患者的食欲增加，精神兴奋
对肾病综合征的了解程度	□好　☑较好　□一般　□较差　□不理解

临床药师签名：×××　　随访时间：×年×月×日

（吴运莉　孙　静　张　利　朱鹏里　方玉婷）

参 考 文 献

[1] 中华医学会.糖皮质激素类药物临床应用指导原则 [J].中华内分泌代谢杂志,2012,28（2）：增录 2a-1-32

[2] 中华医学会儿科学分会肾脏学组.儿童激素敏感、复发 / 依赖肾病综合征诊治循证指南（2016)[J].中华儿科杂志,2017,55（10）：729-734.

[3] 中华医学会儿科学分会肾脏学组.激素耐药型肾病综合征诊治循证指南（2016)[J].中华儿科杂志,2017,55（11）：805-809.

[4] 刘铜林.儿科医师手册 [M].北京：北京科学技术出版社,2011：412-413.

57检